みんなでできる

医療的ケア児
サポート
BOOK

オール
カラー

編著代表

冨田 直

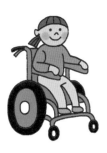
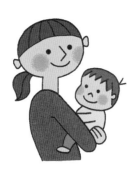
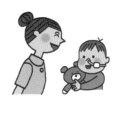

照林社

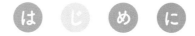

は じ め に

この本を開いてくださった皆様、こんにちは！　そして、ありがとうございます。

ここ数年「医療的ケア児」の認知が進むなか、2021年9月に「医療的ケア児支援法」が施行され、今後、関係する施設は飛躍的に増加します。

本書は、このような大きな時代の変化のなかで、これから医療的ケア児の支援にかかわる皆様がはじめて手に取り役立つ本となることを願い構想しました。そして、この趣旨に賛同いただいた、それぞれの職種でトップランナーとして活躍される先生方の協力を得て完成しました。

医療的ケア児の支援のベースは「チルドレンファースト」であり「生活支援・親子支援」であり「多職種連携」だと考えます。本書は、子どもと家族の生活をイメージしながら、支援に必要なさまざまな知識、支援者に求められる姿勢、さらには支援者が壁にぶつかった際のアドバイスに至るまで幅広い内容を含んでいます。

PART1は、職種を問わず、支援を始める皆様と共有したい内容です。ぜひ一度通読し、支援のベースと全体像を理解していただきたいと願います。

PART2は医療的ケアについてです。写真やイラストを活用し、はじめての医療的ケアにも取り組めるよう努めました。医療機関だけでなく、保育園や学校、福祉施設などさまざまな現場で活用されることを願います。

PART3は子どもが自宅に帰る大イベント、退院についてです。在宅移行支援は退院を目的とした支援ではありません。その先の子どもと家族が生活を楽しむために必要な準備と支援を学ぶことができます。

PART4は地域での生活に役立つ情報が満載です。子どもと親が楽しく生活するための親子支援、生活支援を学びましょう。

この本の趣旨に賛同いただいた親御様から写真やインタビューをいただきました。大きな負担のあるなか、自宅での生活を楽しむ子どもと家族の様子を実感するために、ぜひ一読していただければ幸いです。ご協力いただいた親御様には、感謝の気持ちしかありません。

私たちは、これから支援の一歩を踏み出す皆様を心から応援します。また、この本が皆様の勇気となり、背中をやさしく押す存在となることを願います。そして、私たちは皆様と一緒に仕事ができることを心から楽しみにしています。

最後に、今回の魅力的な企画を私に届けてくださり、私たちの個性的で原石のような原稿を、愛らしい本に磨いてくださった照林社の高橋茉利江様に感謝いたします。

2022年8月

編著者を代表して

冨田　直

INDEX

PART 4 地域での生活を支えよう

装丁・本文デザイン：石川清香（Isshiki）　イラストレーション：オカダケイコ　DTP 制作：株式会社明昌堂　撮影：中込浩一郎

∥編著者一覧

編集・執筆

冨田　直　地方独立行政法人 東京都立病院機構 東京都立小児総合医療センター
在宅診療科 部長

鎌田美恵子　地方独立行政法人 東京都立病院機構 東京都立小児総合医療センター
副看護部長

森越初美　元東京都立小児総合医療センター 子ども家族支援部門 看護相談 看護師

小川一枝　社会福祉法人全国重症心身障害児（者）を守る会
重症心身障害児等在宅療育支援センター 西部訪問看護事業部 部長

執筆（執筆順）

太田さやか　地方独立行政法人 東京都立病院機構 東京都立小児総合医療センター
在宅診療科 医員

間宮規子　地方独立行政法人 東京都立病院機構 東京都立小児総合医療センター
心理・福祉科 担当係長 医療ソーシャルワーカー

雨宮　馨　さいわいこどもクリニック 在宅診療部 部長

三木英子　特定非営利活動法人若駒ライフサポート わかこま相談支援室

岩崎京子　社会福祉法人足立邦栄会 相談支援センターみずき 管理者 主任相談支援専門員

小出彩香　東京都立府中療育センター 小児科 医長

森　尚子　医療法人社団ときわ 赤羽在宅クリニック 管理者 小児科長

丸山志帆　地方独立行政法人 東京都立病院機構 東京都立小児総合医療センター
小児看護専門看護師

西田幹子　地方独立行政法人 東京都立病院機構 東京都立小児総合医療センター
小児看護専門看護師

小泉美紀　地方独立行政法人 東京都立病院機構 東京都立小児総合医療センター
主任 小児看護専門看護師

新井朋子　地方独立行政法人 東京都立病院機構 東京都立小児総合医療センター
副看護師長 クリティカルケア認定看護師

三浦英代　地方独立行政法人 東京都立病院機構 東京都立小児総合医療センター
看護師長 小児救急看護認定看護師

末吉康子　地方独立行政法人 東京都立病院機構 東京都立小児総合医療センター
副看護師長 皮膚・排泄ケア認定看護師

井上智子	社会福祉法人全国重症心身障害児（者）を守る会 重症心身障害児等在宅療育支援センター 西部訪問看護事業部 在宅療育支援員
松島文江	地方独立行政法人 東京都立病院機構 東京都立小児総合医療センター 看護師長
ウィルソン三千絵	地方独立行政法人 東京都立病院機構 東京都立小児総合医療センター 主任
伊藤　恵	地方独立行政法人 東京都立病院機構 東京都立小児総合医療センター 主任
瀬戸真由里	地方独立行政法人 東京都立病院機構 東京都立小児総合医療センター 副看護師長 緩和ケア認定看護師
海老澤早希	地方独立行政法人 東京都立病院機構 東京都立小児総合医療センター 心理・福祉科 医療ソーシャルワーカー
神山知子	地方独立行政法人 東京都立病院機構 東京都立小児総合医療センター 子ども家族支援部門 看護相談 副看護師長
平本栄己	社会福祉法人全国重症心身障害児（者）を守る会 重症心身障害児等在宅療育支援センター 西部訪問看護事業部 訪問看護師
柴田三奈子	株式会社ラピオン ラピオンナースステーション 代表取締役
佐久間香子	社会福祉法人全国重症心身障害児（者）を守る会 重症心身障害児等在宅療育支援センター 西部訪問看護事業部 訪問看護師
成澤　修	訪問看護ステーションはればれ 理学療法士
榎本信江	医療法人社団大日会 太陽こども病院 看護部長
田村文誉	日本歯科大学口腔リハビリテーション多摩クリニック 口腔リハビリテーション科 教授
成澤まゆみ	社会福祉法人全国重症心身障害児（者）を守る会 重症心身障害児等在宅療育支援センター 西部訪問看護事業部 訪問看護師
三浦幸子	訪問心理相談室みうら／心身障害児総合医療療育センター 臨床心理士・公認心理師
等々力寿純	社会福祉法人全国重症心身障害児（者）を守る会 重症心身障害児療育相談センター 管理者
吉澤奈津実	訪問看護ステーションくれよん 管理者

撮影協力：中島万利那（地方独立行政法人 東京都立病院機構 東京都立小児総合医療センター 看護師）

（2022 年 7 月現在）

本 書 の 特 徴

本書は4つのPARTで構成しています。
まず医療的ケア児のことを知りたい場合は、PART1で全体像をつかみましょう。
その後のPARTは、医療的ケア、在宅移行支援、地域での生活の順に構成しています。
支援の場面に合ったPARTを参照してください。

	主な内容	こんなときにオススメ
PART 1 **医療的ケア児のこと** を知ろう	「医療的ケア児」という用語の意味や、背景となる法律・制度の変遷、支援の基本姿勢やチームづくりについても解説しています。	●「医療的ケア児」ってなに？ ● 医療的ケア児の支援をはじめることになった！
PART 2 **医療的ケアの方法** を知ろう	医療的ケアの手順について、退院後にご家族などが自宅で実践することもふまえて解説しています。	● 子どもの医療的ケアってどうやるの？ ● 医療的ケアの指導を担当することになった！
PART 3 **退院の準備** をしよう	医療的ケア児の在宅移行支援について、流れと内容、関係する職種・社会資源などを解説しています。	●（病院で・地域で）子どもの退院までにどんなことをしたらいいの？ ● いつ・どんな職種がかかわるの？
PART 4 **地域での生活** を支えよう	医療的ケア児の自宅での生活について、日常の工夫や遊び、リハビリテーションのほか、緊急時・災害時への備えなどについて解説しています。	● 医療的ケア児は、自宅でどんなふうに生活しているの？ ● 医療的ケア児の訪問看護をはじめることになった！

◎医療的ケア児にかかわる制度や社会資源については、各PARTで解説しているほか、
　巻末の「資料」に掲載しています。

- 本書で紹介している治療・ケア方法などは、執筆者が臨床例をもとに展開しています。実践により得られた方法を普遍化すべく努力しておりますが、万一本書の記載内容によって不測の事故等が起こった場合、著者、出版社はその責を負いかねますことをご了承ください。
- 本書に記載している薬剤や医療機器等の選択・使用方法については、2022年7月現在のものです。使用にあたっては、個々の添付文書を参照し、適応・使用方法等は常にご確認ください。
- 本書に記載している法律・制度等は2022年7月現在のものです。社会資源等の利用にあたっては、最新の情報をご確認ください。また、地域によって制度が異なる場合があるため、詳細は各自治体にご確認ください。

＊本書掲載の写真は、ご家族の同意を得て使用しています。提供先を記したもの以外は、本書執筆者より提供された写真です。

医療的ケア児のこと を知ろう

医療的ケア児の特徴と、支援の全体像

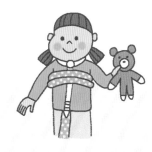

医療的ケア児
の特徴と、支援の全体像

みなさんの中には、「小児のことはくわしいけれど、在宅医療のことはよくわからない」「成人の訪問看護の経験があるけれど、小児は経験がなくて不安」という人もいるかと思います。

まずはこのPART1で、医療的ケア児の特徴と支援の全体像について知り、少しでも不安を軽減していきましょう。

複雑な病態や、まれな疾患をもつことが多い

医療的ケア児の疾患や病態は、かなり多彩です。小児科医でもほとんど経験しない疾患や症候群であることも少なくありません。また、心臓、消化器、聴力、視力の障害など、多くの合併症をもつ子どもが多いのも特徴です。

はじめは、「そんな難しい病態の子どもに対応できるだろうか」と不安に感じるかもしれません。そんなときは、本書に掲載されている子どもたちと家族の例をとおして、その生活をイメージしてみてください。そして、何より実際に対面してみてください。そこには愛らしい子どもが待っています。

> **参 照**
> ❶ 医療的ケア児の日常生活を知ろう
> ➡ p.5
> ❷ 医療的ケア児という用語の意味
> ➡ p.9
> ❹ 医療的ケア児を支援する基本姿勢
> ➡ p.20
> ❺ 医療的ケア児と家族の生活をイメージする ➡ p.22
> ❻ 生命を脅かす疾患をもつ子どもたちの支援 ➡ p.26

成長・発達面、そしてそれ以外にも変化が大きく、
節目ごとに支援の見直しが必要となる

医療的ケア児では、成長・発達、ケア内容、通園・通学や家族の状況において、変化が大きいのが特徴です。退院に向けた準備から始まり、通園の開始や進学、卒業後の生活に至るまで、子どもとその家族は、さまざまなイベントに遭遇します。

そして、医療的ケアの内容は、子どもの状態の変化により新しく追加されることも、逆に不要になることもあります。大きなイベントは、支援者にとっても節目となるため、ぜひ、そのタイミングで地域支援会議を行いましょう（図1）。

図1 医療的ケア児の成長に伴うイベント

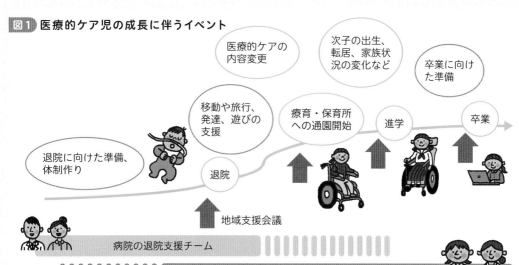

● イベントごとに支援者や役割が変化するため、地域支援会議を開催する
● SNSなどにより日常の情報を共有し、方針を確認する

地域支援会議では、子どもと家族、支援者が情報を共有し、子どもと家族のニーズの変化を確認したうえで、支援方法を決め、内容を見直します。その中で中長期的な見込みをもった支援を行いましょう。

> **参照**
>
> ⑦ 医療的ケア児の人生を支援する
> → p.29

支援する機関・職種が多く、退院後にかかわる医療機関も多い

退院後にかかわる医療機関は、専門性の高い病院、訪問診療や在宅物品を提供するクリニック、リハビリテーションやレスパイト入院に対応する療育施設など、とても多いことも特徴です。多くの医師がかかわるため、支援者が困ったときに相談できる主治医が誰か、わかりにくいことも少なくありません。原則は、「訪問看護指示書を記載する医師が主治医」と考えましょう。医療的ケア児の支援では、医療・福祉の専門職だけでなく、行政や保育・教育機関、療育施設が参加し、子どもと家族の支援という共通の目標をもって、チームを組みます。

小児在宅医療には、介護保険制度のようにケアマネジャーが介入しません。これまで、介護保険の受けられない65歳未満の医療的ケア児者に対して、福祉面では相談支援専門員が、医療面は保健師がコーディネーターとしての役割を担うことが原則となっていました。しかし、福祉職である相談支援専門員は医療的ケア児への対応が困難なことが多く、この問題の解決のために厚生労働省が新設した職種が「医療的ケア児等コーディネーター」です。くわしくはp.187で解説します。

PART 1 医療的ケア児のこと

PART 2 医療的ケアの方法

PART 3 退院の準備

PART 4 地域での生活

資料

3

　関係する職種や施設についてその役割を学ぶことが、子どもと家族によりよい支援を提供することにつながります。合わせて、子どもと家族の生活を支える法律や制度を把握しておくことも大切です。

参照

❸ 小児在宅医療の歴史と医療的ケア児の今 ➡ p.16

❽ 医療的ケア児を支援するチームづくり ➡ p.33

POINT 4　退院後に、病院ではみられなかった発達の伸びや反応がみられる

　入院中に発達が停滞していた子どもが、退院後は笑顔がみられるようになった、さらには主治医も予想していなかった状態の安定や発達の伸びにより、多くのことができるようになった、という事例はきわめて多いです。子どもにとって、家族と一緒に生活をすることが最大のリハビリテーションだと実感します。小児では、リハビリテーションや遊びの場の提供など、発達への配慮がきわめて重要となります。

参照

❼ 医療的ケア児の人生を支援する ➡ p.29

❽ 医療的ケア児を支援するチームづくり ➡ p.33

　医療的ケア児の支援は、たくさんの出会いがあり、
きわめて個別性の高い、支援者にとっても大変魅力的な仕事です。
そして、子どもの成長をそばで見守ることができるという、大きな喜びがあります。
ぜひ、一緒に医療的ケア児のことを学び、支援をはじめてみましょう。

（冨田　直）

① 医療的ケア児の日常生活を知ろう

医療的ケア児の日常生活は、医療的ケアの内容や子どもの疾患や年齢のみならず、家族構成や地域の医療福祉資源といった、子どもを取り巻く環境などによってさまざまです。まず、多くの医療的ケアを必要とするKちゃんの日常をみて大まかなイメージをつかんでみましょう。

┃Kちゃんと家族の日常生活

例 Kちゃん（女児、2歳7か月）

- **疾患**：先天性の奇形が複数あり、生後まもなくストーマ[※1]（人工肛門と膀胱皮膚瘻[※2]）を造設。肺が小さいため在宅酸素療法を導入して退院したが、成長に伴い呼吸の負荷が大きくなったため、気管切開、在宅人工呼吸療法を導入した

- **医療的ケア**：単純気管切開、在宅人工呼吸療法（夜間）、在宅酸素療法、吸引、排痰補助装置、吸入、経鼻経管栄養、膀胱皮膚瘻、人工肛門

- **家族構成**：父、母、姉（双子）の4人家族。車で5分のところに祖母が住んでいて、その近くに姉が通う保育園がある

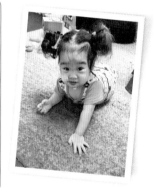

※1 ストーマ：手術によって腹部に新しくつくられた、便や尿の排泄の出口のこと。
※2 膀胱皮膚瘻：直接膀胱から体の外に尿が出るように、尿の出口を下腹部に作成したもの。

医療的ケア

経管栄養

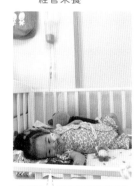

ベッドで注入中、1人になると怒っておもちゃを投げるので、1人にするときは動画を流すようにしています。

入浴

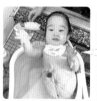

気管切開部に水が入らないように気をつけていますが、お風呂用の人工鼻やガーゼをとってしまうので、手に好きなものを握らせて入浴しています。

ストーマケア

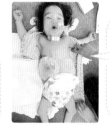

入浴の後、膀胱皮膚瘻が狭くならないように、指ブジーをしています。ストーマから便がちゃんと出ているか、形状も注意して観察しています。

医療・福祉支援

- 訪問看護：月曜日〜金曜日、1日2回の訪問、週2回の理学療法、隔週の言語聴覚療法
- 西部訪問看護事業部[※3]：週1回
- 訪問診療：月2回
- 療育センター：週1回（体調不良で行けないことが多い）
- 小児病院：ときどき

※3 西部訪問看護事業部：東京都で独自に行っている「在宅重症心身障害児(者)等訪問事業」による訪問看護。
https://www.fukushihoken.metro.tokyo.lg.jp/shougai/nichijo/s_shien/houmon.html
（2022.7.1アクセス）

＊写真はご家族の同意を得て掲載しています。

ある日のKちゃんと家族の一日

時刻	Kちゃん		母	姉	父
6：00		朝起きたら人工呼吸器を自分から外して、「自由に動きたい！」とアピールします。			出勤
6：30	起床		起床		
7：00	栄養剤注入（1時間）		栄養剤準備、洗濯	起床	
9：00	吸入、排痰、遊び（訪問看護：毎日、9時〜10時半）	平日は毎日訪問看護師さんに来てもらっています。訪問看護師さんが来たら、ママがおねえちゃんを保育園に送ります。その間はお留守番。吸入をしたり、遊んだりして待っています。	保育園に送り、買い物	保育園へ	
10：00	入浴（西部訪問看護事業部：週1回、10時〜11時半）		入浴ケア		パパは、平日は朝早くから夜遅くまで仕事です。休日には遊んでもらったり、家族でお出かけしたりするのが楽しみです。
11：30	午睡	ママが戻ってきたら、ママと看護師さんと一緒にお風呂に入ります。カニューレバンド交換や人工肛門のパウチ交換もします。	昼食、家事		
12：00	栄養剤注入（1時間）		栄養剤準備		
13：30	↓				
14：30	リハビリテーション（訪問リハビリテーション：週2回1時間）		リハビリの付き添い栄養剤準備		
15：30	栄養剤注入（100mL手押し）	ママはおねえちゃんのお迎えです。			
16：30	吸入、排痰、遊び（訪問看護：毎日16時半〜17時）		保育園にお迎え	降園	
		おねえちゃんが帰ってきたら、うれしくてずり這いで追いかけます。		遊び	
18：00	栄養剤注入（1時間）		栄養剤準備 夕食作り		
19：00	遊び		夕食	夕食	
19：30					帰宅、夕食（外食）
20：00	吸入、排痰			入浴	姉と入浴
21：00	就寝、栄養剤注入（1時間）		栄養剤準備	就寝	
21：30		夜は寝るまで元気に遊んでいます。人工呼吸器は、寝た後につけています。			
22：00			入浴		就寝
22：30			就寝		

…医療的ケア　　青字…支援

　＊写真はご家族の同意を得て掲載しています。

お母さんに質問

Q Kちゃんが好きな遊び、得意なことはなんですか?

A おもちゃを投げるのが得意です。手先が器用で、指人形をテーブル上に並べたり、クリップを小さい穴に入れたりして遊ぶことが好きです。
抱っこしてもらうことが大好きで、遊ぶときは、抱っこした状態のほか、うつぶせや横向きに寝転がった状態で遊びます。これからはいつでも座って遊べるように、座位保持椅子を作製中です。
寝返りはお手のもので、ずり這いがとても速いです。よくママの掃除機や、おねえちゃんを追いかけています。もうすぐ四つ這いができそうです。また、立ちたくてしかたない様子で、抱っこしてもらうときは捕まり立ちの練習をしています。いつもおしゃぶりをくわえています。

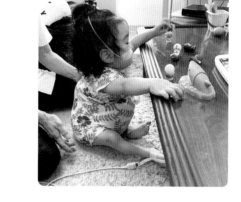

Q Kちゃんが嫌いなことはなんですか?

A 鼻の吸引をされることが嫌いです。

Q Kちゃんとやってみたいこと、行ってみたいところはありますか?

A 自分で歩けるようになったらいいなと思います。家族で遊園地に行きたいです。

Q 困っていることはありますか?

A Kちゃんは空気をたくさん飲んでしまうので、すぐに人工肛門のパウチがガスでパンパンになってしまいます。

Q 買い物はどうしていますか?

A おねえちゃんを保育園に送った後に買い物します。そのほか、休日、18時の注入をつないだ後などは、パパに子どもたちを任せて買い物に行きます。

Q おねえちゃんの保育園から呼ばれたらどうしていますか?

A 保育園の近所に住むおばあちゃんが助けてくれます。難しいときは、訪問看護師さんにお留守番をお願いしますが、それも無理なときはKちゃんを連れていきます。

Q Kちゃんは人工呼吸器を外したりしませんか?

A 体調がよいときは、起きたら自分で人工呼吸器を外します。体調が悪いときは、起きても人工呼吸器をとらないので、つけているほうが楽だと自分でわかっているようです。

Q 移動はどのようにしていますか?

A 通院、通園などの近所は私が車を運転して移動しています。Kちゃんが長期入院している間に、免許を取得しました。

Kちゃんのお母さんより

生きられないかもと言われた子が、たくさんの方に助けていただき、元気に成長しています。毎日笑顔を見られて幸せです。

Kちゃんはできることが少しずつ増えています。動きも素早く、いたずらもたくさんします。幸い、元気であれば日中の人工呼吸器を外すことができるようになったので、生活は少し楽になりました。以前はほぼ一日中、起きているときもつけていたので、近くで見守るか、抑制をする必要がありました。

つい最近までは呼吸状態が安定せず、おねえちゃんが風邪をひくと、Kちゃんも風邪をひいて入院する、ということを繰り返していました。2歳半を過ぎてようやく入院頻度が減ってきました。

現在も、ほぼ24時間目を離せない状態ですが、そろそろ通園や、児童発達支援施設の利用を開始しようと計画しています。

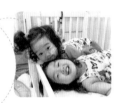

おねえちゃんが「ぎゅー」と言ってKちゃんを抱きしめるのがとてもほほえましいです。Kちゃんも嫌がりません。おねえちゃんにたたかれても負けずにやり返します。

＊写真はご家族の同意を得て掲載しています。

医療的ケアによる生活への負担を知ろう

医療的ケア児と家族の生活は、医療的ケアの内容やかかる時間によって、かかる負担が変わってきます。医療的ケアの多くは、夜間・日中を問わず行う必要があります。日中であれば訪問看護などの支援を受けることが可能ですが、訪問看護を受けられる時間は限られています。子どもがよく動く場合、親は片時も目を離せません。場合によっては、抑制など、本心では望んでいない対応をしなければならないこともあります。

特に夜間は、支援を受けることが困難です。

夜間も栄養剤を注入する必要がある、吸引や体位変換を頻回に行う必要がある、子どもに睡眠障害や筋緊張亢進、てんかんがあるなど、さまざまな理由により、断眠を強いられている親は少なくありません。

さらに、子どもの病態が安定していたとしても、経十二指腸チューブや胃瘻の事故抜去、人工肛門のトラブルなどが起きた場合などは、緊急に受診しなくてはなりません。親が1人で看る時間が圧倒的に長い場合には、物理的にも精神的にも負担がかかります。

子どもと家族のため、医療的ケアはできるだけシンプルにしよう

医療的ケアは、あくまで生活の場で行うものです。子どもと家族が安心して触れ合い、日常を楽しめることが、子どもにとって何よりも大切です。病状の許す範囲にはなりますが、子どもと家族の生活や価値観に寄り添って、医療的ケアの内容を見直し、時間帯を調整することも必要です。

子どもと親が離れる時間がない場合や、親の負担が大きい場合は、積極的に留守番看護や、母子分離型児童発達支援、レスパイトケアを利用し、親がゆっくりと休める時間を設けることも大切です。

日中の医療的ケアの内容により、子どもの生活、特に集団生活の質は変わります。医療的ケアの内容が複雑であるほど、子どもが親と離れ、集団生活に参加するハードルは高くなります。

親の負担を減らすためだけでなく、子どもの発達にとっても、親と離れる時間を増やしていくことが大切です。集団生活の場で子どもを見守る人たちにとっても、医療的ケアはなるべくシンプルにすることがのぞましいといえます。

（太田さやか）

② 医療的ケア児 という用語の意味

日常生活において、経管栄養などの医療機器を必要とする子どもを「医療的ケア児」と呼びます。知的障害や運動障害の有無については問いません。
そのため、医療的ケアが必要であれば、歩くことができる／できない、話すことができる／できないにかかわらず、医療的ケア児ということになります。

「医療的ケア児」という用語が広まった背景

「医療的ケア」という用語は、1990（平成2）年ごろから特別支援学校で使用されていましたが、教育現場以外に広く普及することはありませんでした。

医療の発達に伴い、在宅人工呼吸器などの医療的ケアを行っているにもかかわらず、重症心身障害児や、（準）超重症児といった分類には該当しないために、サポートが受けられず、大変な思いをする子どもや家族が年々増えていきました。

2015（平成27）年、東京都世田谷区が、日常的なケアが必要な子どもに対して「医療的ケア」という仮の定義を作成し（表1）、医療的ケアを要する障害児・者等に対する実態調査を発表しました[1]。

また、2016（平成28）年、障害者総合支援法及び児童福祉法の一部改正ではじめて、「医療的ケア児」が障害児であることが法律で認められ、自治体などに支援の努力義務が定められ、この用語が広く普及しました（p.17）。

表1 世田谷区の実態調査で調査対象とした医療的ケアの13項目

❶ 気管切開	❽ 中心静脈栄養
❷ 人工呼吸器	❾ 導尿
❸ 吸引	❿ 腹膜透析
❹ エアウェイ	⓫ 尿道留置カテーテル
❺ 在宅酸素	⓬ ストーマ
❻ 経管栄養	⓭ 腸瘻
❼ 胃瘻	

医療的ケアの内容は変化している

医療的ケアとは、病院や福祉施設といった医療機関ではないところで生活を営むうえで必要とされる医療的な生活援助行為で、長期にわたり、継続的に必要なケアのことです（図1）。医療的ケア児の定義は、法律には定められていません。前述の2015年の世田谷区が調査対象とした医療的ケアが、現在も広く引用されています。

令和3（2021）年度障害福祉サービス等報酬改定では、新たな医療的ケアの判定スコア（p.198巻末資料）が設けられ、表2の14項目があげられています。このなかには、これまでの一般的な医療的ケアには該当しないものも含まれています。スコアの項目を増やすことで、医療的ケアの多い子どもたちに、よりきめ細やかな対応ができるようになるといったねらいがあります。

医療の発展に伴い、医療的ケアの内容は今後も増えるでしょう。

図1 医療的ケア児の例

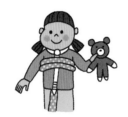
在宅人工呼吸療法・気管切開

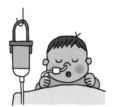
経管栄養

胃瘻

表2 令和3年度障害福祉サービス等報酬改定で新設された医療的ケア判定スコアの14項目

① 人工呼吸器
② 気管切開の管理
③ 鼻咽頭エアウェイの管理
④ 酸素療法
⑤ 吸引
⑥ ネブライザーの管理
⑦ 経管栄養
⑧ 中心静脈カテーテルの管理
⑨ 皮下注射
⑩ 血糖測定
⑪ 継続的な透析
⑫ 導尿
⑬ 排便管理
⑭ けいれん時の座剤挿入、吸引、酸素投与、迷走神経刺激装置の作動などの処置

医療的ケア児に関連する用語とその違い

医療的ケア児に関連する用語として、超重症児、重症心身障害児、脳性麻痺という用語があります。医療的ケア児と重なる部分も大きいのですが、少しずつ意味が違います（図2）。

図2 医療的ケア児に関連する用語の整理

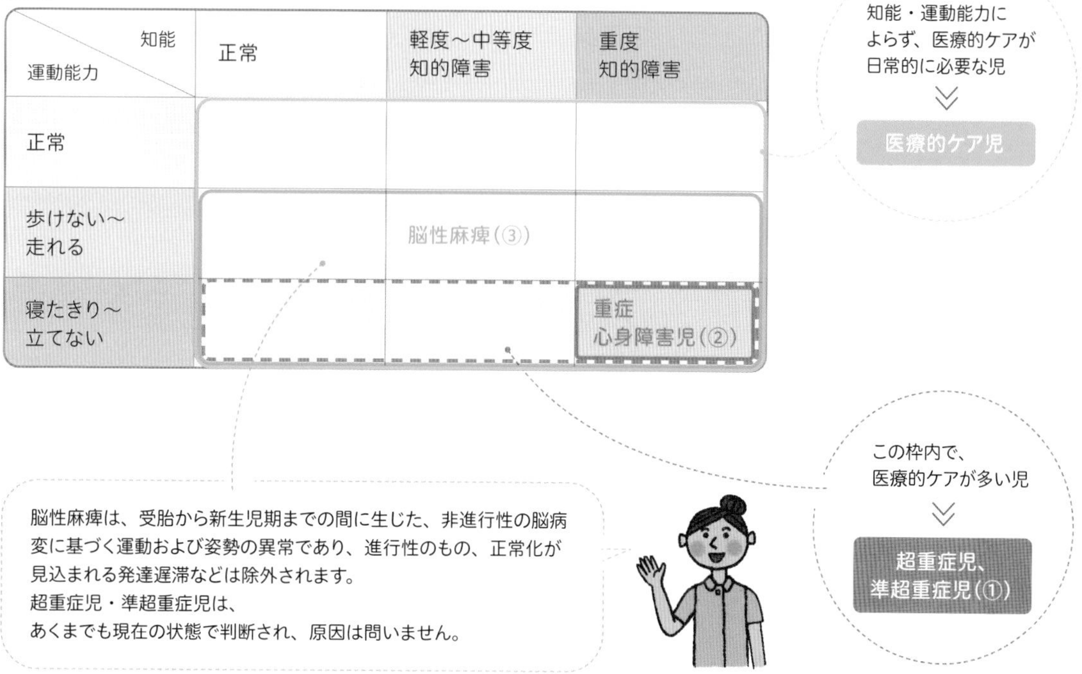

運動能力＼知能	正常	軽度～中等度知的障害	重度知的障害
正常			
歩けない～走れる		脳性麻痺（③）	
寝たきり～立てない			重症心身障害児（②）

知能・運動能力によらず、医療的ケアが日常的に必要な児
⟱
医療的ケア児

この枠内で、医療的ケアが多い児
⟱
超重症児、準超重症児（①）

脳性麻痺は、受胎から新生児期までの間に生じた、非進行性の脳病変に基づく運動および姿勢の異常であり、進行性のもの、正常化が見込まれる発達遅滞などは除外されます。
超重症児・準超重症児は、あくまでも現在の状態で判断され、原因は問いません。

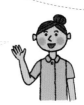

①超重症児・準超重症児

医療的ケアの程度を表現する手段として、超重症児スコア（超重症児（者）・準超重症児（者）の判定基準、表3）があります。1991（平成3）年に初版が作成され、新生児集中治療室を退室した児で、集中治療室での治療状態が継続する場合、入院の際に医療的ケアの程度に応じて診療報酬加算を算定することとなりました。当初は、重度新生児、仮死による低酸素性脳症など、重度の脳性麻痺の児を想定して作られたものと思われます。現在は、新生児集中治療に関係なく使用されています。

「運動機能が座位まで」という前提がありますが、知的障害の有無については問いません。

表3 超重症児（者）・準超重症児（者）の判定基準

以下の各項目に規定する状態が6か月以上継続する場合[※1]にそれぞれのスコアを合算する。

1 運動機能 ： 座位まで	
2 判定スコア	スコア
❶ レスピレーター管理[※2]	＝10
❷ 気管内挿管、気管切開	＝8
❸ 鼻咽頭エアウェイ	＝5
❹ O₂吸入またはSpO₂ 90%以下の状態が10%以上	＝5
❺ 1回/時間以上の頻回の吸引	＝8
6回/日以上の頻回の吸引	＝3
❻ ネブライザー6回/日以上または継続使用	＝3
❼ IVH	＝10
❽ 経口摂取（全介助）[※3]	＝3
経管（経鼻・胃ろう含む）[※3]	＝5
❾ 腸ろう・腸管栄養[※3]	＝8
持続注入ポンプ使用（腸ろう・腸管栄養時）	＝3
❿ 手術・服薬にても改善しない過緊張で、発汗による更衣と姿勢修正を3回/日以上	＝3
⓫ 継続する透析（腹膜灌流を含む）	＝10
⓬ 定期導尿（3回/日以上）[※4]	＝5
⓭ 人工肛門	＝5
⓮ 体位交換 6回/日以上	＝3

判定

1 の運動機能が座位までであり、かつ、
2 の判定スコアの合計が25点以上の場合を超重症児（者）、
　10点以上25点未満である場合を準超重症児（者）とする。

合計
　　　　点

※1 新生児集中治療室を退室した児であって当該治療室での状態が引き続き継続する児については、
　　当該状態が1か月以上継続する場合とする。ただし、新生児集中治療室を退室した後の症状増悪、
　　または新たな疾患の発生についてはその後の状態が6か月以上継続する場合とする。
※2 毎日行う機械的気道加圧を要するカフマシン・NIPPV・CPAPなどは、レスピレーター管理に含む。
※3 ❽❾は経口摂取、経管、腸ろう、腸管栄養のいずれかを選択。
※4 人工膀胱を含む。

厚生労働省保険局：基本診療料の施設基準等及びその届出に関する手続きの取扱いについて（保医発0305第1号平成26年3月5日）より引用

②重症心身障害児

　重度の身体障害と重度の知的障害とが重複した状態を、重症心身障害といいます。原因疾患は問いませんが、およそ18歳までに発症した脳障害による状態を表したものです。その状態にある子どもを重症心身障害児、さらに成人した重症心身障害児を含めて重症心身障害児者と呼びます。

　これは、医学的診断名ではなく、児童福祉法上の定義です。その細かい判断基準を国は明示していませんが、大島の分類（表4）で判定するのが一般的です。重症心身障害児者は、大島の分類の1から4に該当します。

大島の分類による判定は担当医が行い、手帳等はありません（身体に関しては身体障害者手帳、知的に関しては療育手帳があります）。しかし、福祉関連の書類に「大島の分類1に相当する重症心身障害児」などと記載することで、共通理解が得られやすく、福祉的には大切な用語です。

2010（平成22）年時点で、日本では約38,000人いると推定されています[3]。医療的ケアの有無は問いません。

表4 大島の分類

					IQ
21	22	23	24	25	80
					70
20	13	14	15	16	
					50
19	12	7	8	9	
					35
18	11	6	3	4	
					20
17	10	5	2	1	
					0
走れる	歩ける	歩行障害	すわれる	寝たきり	

※元東京都立府中療育センター院長大島一良博士により考案された判定方法

③脳性麻痺

脳性麻痺とは、受胎から新生児期（生後4週間）までの間に生じた、脳の非進行性病変に基づく永続的な、しかし変化し得る運動および姿勢の異常を指します（表5）。

その症状は、満2歳までに発現します。進行性疾患や、一過性運動障害、将来正常化することが予想できる運動発達遅延は除外します。

表5 脳性麻痺にみられる姿勢の異常

アテトーゼ型	● 筋肉の痙縮、固縮があり、なめらかな動きができない ● 緊張の程度が強いときは「突っぱる」と表現されることが多い
痙直型	● 何かを意図したときや表情が動いたときに、不随意な定まらない動きに支配される （例：右手を伸ばそうとしたときに左肘が屈曲し、首や体が左にねじれる） ● 話しづらい症状があるため、実際よりも知的能力が過小評価されることがある 痙直型四肢麻痺　痙直型片麻痺　痙直型両麻痺

原因は、脳形成異常、染色体・遺伝子異常、新生児仮死、新生児期呼吸循環障害、核黄疸、周産期から新生児期の感染症、脳炎、脳症、頭部外傷などがあげられます。

このように、脳性麻痺という用語は、あくまで症候群としての病名です。診断名としては不十分であり、医学的にはこの用語は重要ではありませんが、身体障害者手帳、産科医療保障制度などの申請など、福祉的には重要な用語です。脳性麻痺の原因により知的障害を伴うことが多いですが、脳性麻痺という用語では知的障害の有無は問いません。

身体障害者と医療的ケア

身体障害者福祉法別表に掲げる身体上の障害(表6)がある者を、身体障害者といいます。

これらの障害のうち、③における経管栄養や、⑤における慢性透析療法、酸素療法、在宅人工呼吸療法、⑥における導尿、尿道留置カテーテル、ストーマ(人工排泄口)、⑦における経腸栄養、中心静脈栄養等は医療的ケアに該当しますが、眼鏡、白杖、補聴器、人工内耳、車椅子、義足、ペースメーカーなどは医療的ケアには含まれません。

身体障害者手帳については、p.131を参照してください。

表6　身体障害者福祉法別表に掲げる身体上の障害

❶ 視覚障害
❷ 聴覚または平衡機能の障害
❸ 音声機能言語機能またはそしゃく機能の障害
❹ 肢体不自由
❺ 心臓、腎臓または呼吸器の機能の障害
❻ 膀胱または直腸の機能の障害
❼ 小腸の機能の障害
❽ ヒト免疫不全ウイルスによる免疫の機能の障害
❾ 肝臓の機能の障害

医療的ケア児、重症心身障害児の人数

医療的ケア児に関する統計資料から、状態別の割合がみえてきます。

厚生労働省の資料によると、2016(平成28)年の在宅の医療的ケア児の推計値は17,209人で、20歳未満1万人あたり7.818人です。これは2007(平成19)年の約2倍となっています[3]。

2018(平成30)年の岩手県と千葉県の医療的ケア児、重症心身障害児の実数調査の結果を参照します(図3)。

図3 重症心身障害児者及び医療的ケア児者実態調査　2018（平成30）年

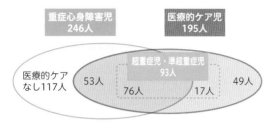

岩手県

| 重症心身障害児 246人 | 医療的ケア児 195人 |

医療的ケア なし117人　53人　超重症児・準超重症児 93人　49人
76人　17人

【参考】
総務省統計局：平成28年人口推計（岩手県）
総人口　　　　　1,268,000人
20歳未満人口　207,000人
医療的ケア児　130人（推計）
　　　　20歳未満1万人あたり6.26人（推計値）

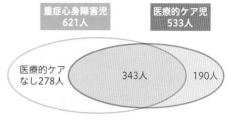

千葉県

| 重症心身障害児 621人 | 医療的ケア児 533人 |

医療的ケア なし278人　343人　190人

【参考】
総務省統計局：平成28年人口推計（千葉県）
総人口　　　　　6,236,000人
20歳未満人口　1,053,000人
医療的ケア児　758人（推計値）
　　　　20歳未満1万人あたり7.195人（推計値）

今後、医療的ケア児に必要な支援を行うために

　日常生活で特別な支援を必要とする人に、行政・民間で幅広く支援を行うためには、制度や法律が必要になります。これまで、医療的ケアを行っており支援を必要としているにもかかわらず、重症心身障害児や身体障害者といった枠組みに当てはまらないために、福祉の対象から外れていた子どもたち・家族が多くいました。

　医療的ケア児という用語が法律に正式に記載された意義は大きく、今後、制度の変化が期待されます。

（太田さやか）

引用・参考文献
1）全国医療的ケア児者支援協議会：世田谷区における医療的ケアを要する障害児・者に関する実態調査
　http://iryou-care.jp/info/245/（2022.7.1アクセス）
2）日本重症児福祉協会：重症心身障害児施設に関連する説明資料および要望事項
　https://www.mhlw.go.jp/shingi/2008/08/dl/s0820-2a.pdf（2022.7.1アクセス）
3）厚生労働省：医療的ケア児等の支援に係る施策の動向
　https://www.mhlw.go.jp/content/10800000/000584473.pdf（2022.7.1アクセス）
4）岡田喜篤：世界唯一の重症心身障害児医療福祉の今日的意義. 日本重症心身障害学会誌 2013；38（1）：3-9.

③ 小児在宅医療の歴史
と医療的ケア児の今

小児在宅医療とは、この十数年で広まった言葉です。成人の在宅医療とは異なる
理由で、その必要性が認識されるようになりました。
ここでは、小児在宅医療の転機となった出来事を中心に、医療的ケア児にかかわ
る法律・制度の変遷を解説していきます。

成人の在宅医療が普及した背景

医師が予定した日時に患者さんの自宅を訪問する、現代の在宅医療は、1970年代にはじまりました。その後、1980年代に診療報酬が次々と新設されたことで全国に広がり、近年、いわゆる「2025年問題」を理由に、劇的に普及しました。

2025年問題とは、団塊の世代※が後期高齢者となるため、死亡数に対し病床数が大きく不足するという問題です。これに対応するため、在宅医療の推進が国策となりました。

一方、小児の在宅医療の必要性が認識された時期と理由は、成人とはまったく異なります。

※団塊の世代：1947〜1949（昭和22〜24）年に生まれた世代。年間260万人超が出生した。

小児在宅医療の転機

2000年代までの周産期医療センターや小児病棟には、気管切開や人工呼吸器を施され、年単位の長期入院をしている子どもたちがいました。当時の医療者には、こうした子どもたちに積極的な在宅移行支援を行う認識は、ごく一部を除き全国的にはほとんどありませんでした。しかし、この状況を一変させる事件が起こったのです。

（2008（平成20）年）東京都立墨東病院妊婦死亡事件

この事件は、妊婦が激しい頭痛を訴えましたが、搬送する病院がなかなか見つからず、児を出産したあと、頭蓋内出血のために死亡したという大変痛ましい経緯でした。報道では、「たらい回し」「診療拒否」という言葉が目立ち、現場の医療者や行政が厳しく非難されました。

そのままであれば、現場の医療者が深く傷つき、抜本的な対策は取られなかったと想像できます。しかし、この状況を一変したのが、妊婦の夫が、自らの意思で記者会見を開いたことでした。夫は、妊婦と児に対

応した現場の医療者を擁護したうえで、この問題に対する改善を、医療者や行政が力を合わせて取り組むことを申し入れたのです。

その後、医療者、学会、東京都と国が一体となって、原因究明をしました。結果として、原因の1つに、重度の医療的ケア児が長期入院により新生児病床を占有することで、緊急対応が必要な新生児や妊婦の受け入れができなくなっていることがわかりました。これは、全国の周産期医療センターで共通する問題であり、「NICU満床問題」「NICU出口問題」と呼ばれました。

こうして、長期入院児の在宅移行支援が必要となり、小児の在宅医療が、全国的に注目されるようになりました。

2013～2014（平成25～26）年 小児等在宅医療連携拠点事業

当時、小児の在宅医療は、資源も福祉的サポートも不十分でした。そのため、子どもが退院したあと、地域での生活支援が不十分な例が、全国で続出しました。

こうした状況に対して、厚生労働省が、「小児等在宅医療連携拠点事業」を開始しました。事業主体を都道府県とすることで、小児の在宅医療では、医療と福祉だけでなく、自治体や教育との連携が重要であることが強調されました。

以降、小児在宅医療に自治体が主体的に取り組む方針が定まりました。

2016（平成28）年 障害者総合支援法及び児童福祉法の一部改正

障害者総合支援法（障害者の日常生活及び社会生活を総合的に支援するための法律）及び児童福祉法の一部が改正され、医療的ケア児がはじめて障害として明記されました（表1）。

それ以前は、医療的ケア児は法律的には存在しない状態であり、支援に必要な制度や施設がなかったのです。

また、法改正によって、自治体の医療的ケア児への対応が努力義務となりました。こうしたことは、医療的ケア児と小児在宅医療にとって、画期的なものとなりました。

表1 障害者の日常生活及び社会生活を総合的に支援するための法律及び児童福祉法の一部を改正する法律

> **第五十六条の六第二項**（平成28年6月3日公布、同日施行）
>
> 地方公共団体は、人工呼吸器を装着している障害児その他の日常生活を営むために医療を要する状態にある障害児が、その心身の状況に応じた適切な保健、医療、福祉その他の各関連分野の支援が受けられるよう、保健、医療、福祉その他の各関連分野の支援を行う機関との連絡調整を行うための体制の整備に関し、必要な措置を講ずるように努めなければならない

「医療的ケア児」が「身体」「知的」「精神」「発達障害」に続く第5の障害として明記された

自治体の対応が「努力義務」と規定された

2018(平成30)年 第1期障害児福祉計画の開始

障害「者」（成人）の福祉計画は、国をはじめとする全国の自治体で、3年ごとに作成されていました。障害「児」の福祉計画が作成されたのは、2018年がはじめてです。この計画は、全国の自治体に実施を義務づける強制力をもちます。

2016年の法改正に伴い、医療的ケア児に関係する項目が加わったため、具体的には、右記の内容が定められました。

- 主に重症心身障害児を支援する児童発達支援事業所、放課後等デイサービスを各市町村に少なくとも1か所確保する
- 医療的ケア児支援の協議の場を設置する（各都道府県、各圏域、各市町村）
- 医療的ケア児に対する関連分野の支援を調整するコーディネーターの配置（第1期では努力義務、第2期[2021年ごろ]からは義務）

この計画の運用が始まったことで、法律の理念が、現場の変化につながったと考えます。

2021(令和3)年 障害福祉サービス等報酬改定と医療的ケア児スコアの新設

障害福祉サービス等報酬の改定により、児童発達支援・放課後等デイサービスに通所する医療的ケア児について、新設された医療的ケア児スコア（p.198巻末資料）の点数に応じた基本報酬が設定されました。改定前は、歩ける医療的ケア児に対して、加算は認められていませんでした。

医療的ケア児スコアは、主治医が記載するよう義務づけられました。今後、医療的ケア児の受け入れ施設の拡大が期待されています。

また、それまでは医療的ケア児の支援の必要度についての指標がなく、退院早期からの社会資源導入が困難でした。医療的ケア児スコアにより、入院中から、支援の必要度を客観的に評価し、行政に伝えることが可能となりました。

今後は、入院中から相談支援専門員（医療的ケア児等コーディネーター）が介入し、退院時から、ヘルパーなどの人的支援の導入が可能になることが期待されます。

2021(令和3)年9月 医療的ケア児支援法の施行

医療的ケア児支援法（医療的ケア児及びその家族に対する支援に関する法律）は、本人・家族・支援者にとって画期的な法律であり、今後、資源や自治体の取り組み、社会制度に大きな影響を与えます（p.202巻末資料）。

ポイントとして、表2の4項目があげられます。

> このように医療的ケア児を支援する環境が整ってきましたが、資源や制度の運用は自治体により大きく異なるのが現状です。
> そのため、地域の新たな資源の情報収集に努め、家族に正確な情報を提供し、時に自治体と交渉する必要性があることを理解しましょう。

表2 医療的ケア児支援法のポイント

医療的ケア児の健やかな成長を図るとともに、その家族の離職の防止に資する	● 保育所における医療的ケアその他の支援として、看護師の配置などが保育所の設置者の責務とされた ● この項目の本質は、家族の介護負担軽減と考える
医療的ケア児が医療的ケアでない児童とともに教育を受けられるように最大限に配慮	● 学校で医療的ケア児が親の付き添いがなくても医療的ケアの適切な支援を受けられるよう、看護師の配置などが学校の設置者などの責務とされた ● この項目の本質は、障害者差別解消法（2016〔平成18〕年施行）を根拠にする、インクルーシブ教育への医療的ケア児の参加にあると考える
各都道府県に、医療的ケア児支援センターを設置（図1）	● 将来的に、地域情報の集約および本人・家族や支援者（相談支援専門員、医療的ケア児等コーディネーター、保健師、医療機関など）に対する情報提供や助言の役割を果たす ● 地域の行政を含めたさまざまな施設に対して連携をとり、情報提供および交渉のコーディネートを行うほか、各関係支援機関への研修の中心となる ● こうした根底には「居住地域にかかわらず等しく適切な支援を受けられる」ことを支援する施設としての理想がある
個々の医療的ケア児の状況に応じ、切れ目なく行われる支援	● 詳細はp.18「障害福祉サービス等報酬改定と医療的ケア児スコアの新設」参照

図1 医療的ケア児支援センターの役割

家族等への相談、情報提供・助言など
● 家族等からのさまざまな相談に総合的に対応（相談内容に応じて、市町村や相談支援事業所等に所属する医療的ケア児等コーディネーター、地域の適切な者につなぐ。必要に応じて関係機関間をつなぎ、検討体勢を整える）
● 家族等への地域の活用可能な資源の紹介を行う

医療的ケア児支援センター（都道府県）
＊医療的ケア児等コーディネーターの配置を想定。
＊都道府県が自ら行う場合も含む。
＊社会福祉法人等と役割分担して実施することも可能。

関係機関等への情報の提供および研修
● 医療的ケア児と家族のニーズを地域の支援者と共有する
● 好事例や最新の施策等の情報収集・発信を行う
● 医療的ケア児等支援者養成研修等の研修を実施する
● 地域の関係機関からの専門性の高い相談に対する助言等を行う

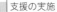
地域の情報を集約

医療的ケア児にかかわるさまざまな相談

調整困難事例の相談
地域の医療的ケア児の状況の共有

医療的ケア児とその家族
センター設置により相談先が明確化

支援の実施

市町村等（地域の支援の現場）
● 医療的ケア児やその家族を支援する多職種による連携体制の構築

厚生労働省：医療的ケア児等への支援施策. を参考に作成
https://www.mhlw.go.jp/content/000885516.pdf (2022.7.1アクセス)

（冨田　直）

④ 医療的ケア児を支援する
基本姿勢

ここでは、医療的ケア児の支援で大切にしたい、4つのポイントを解説します。
1. 「チルドレンファースト」そして「子どもにとっての最善の利益」の追求
2. 医療的ケア児が自宅で生活することは子どもの権利
3. 在宅移行支援の目的は「退院すること」ではなく、「退院後の生活を支えること」
4. 専門職の視点からアセスメントを提示する

1. 「チルドレンファースト」そして「子どもにとっての最善の利益」の追求

　医療的ケア児を支援するとき、すべての判断の大原則としたいのが、「チルドレンファースト」です。私たちは、ものを言えない子どもたちの意向よりも、大人たちの言葉を無意識に優先してしまう傾向があることを自覚する必要があります。

　例えば、医療的ケア児の親や地域の支援者から「病院のほうが安心だから、できるだけ長く子どもを入院させてほしい」と言われることがあります。このときの「安心」とは、誰にとっての安心でしょうか。こうしたときも、「子どもにとって最善の利益」を常に念頭に置いて考えましょう。

　また、頻繁にレスパイト入院※の希望があるときなど、判断に困ることがあります。こうしたときに考慮すべきことが、次の2と3です。

※レスパイト入院：治療目的ではなく、介護者の休息・リフレッシュ、家族の病気や行事の対応などを目的とした短期入院。

2. 医療的ケア児が自宅で生活することは子どもの権利

　1989年、「子どもの権利条約」が国連総会で採択されたころ、医療界でも、子どもの権利を定義した提案が複数されました。そのうちの1つがEACH（European Association for Children in Hospital；病院の子どもヨーロッパ協会）による「病院のこども憲章」です。

　この憲章の第1条には「必要とされるケアが在宅や通院では入院した場合と同等にできない場合に限って、こどもたちは入院する」[1]とあります。

　子どもの立場に立って考えれば、自宅で家族と一緒の生活を楽しみたいという希望は理解できます。つまり、小児の在宅医療は、子どもの権利であるといえます。

3. 在宅移行支援の目的は「退院すること」ではなく、「退院後の生活を支えること」

　在宅移行支援では、子どもが自宅で家族との生活を楽しめることを最優先に考えましょう。退院することだけを目的に支援するのは、終末期など、特殊な場合に限られます。

前述の「病院のこども憲章」の第9条では、「ケアの継続性は、こどもへのチームケアによって保障されるべきである」[1]とあります。つまり、子どもの医療的ケアと安全が、支援のベースであるといえます。そのうえで、家族との生活を楽しむこととのバランスをとる視点も必要となります（表1）。

表1 在宅移行支援で必要な視点

❶ 安全を確認したうえで、医療的ケアの内容を可能な限りシンプルにする	● 例えば、経管栄養の注入回数を7回から6回に変更できないか、医療的な安全を確認したうえで検討する ● 介護負担の減少とともに、事故リスクの減少につながることも多い
❷ 1人に介護負担がかからないよう、役割分担を進める	● 医療的ケア児の介護は常に緊張を強いられ、精神的な負担もきわめて大きいため、母親1人に偏らないよう、家族や支援者で役割分担できるよう調整し、負担を軽減する

4. 専門職の視点からアセスメントを提示する

最後は支援チームにおける役割について意識したい点です。

退院支援カンファレンスや退院後の地域支援会議は、支援者にとって非常に重要です（p.110）。支援チームは、職種を問わず、全員が対等な関係となります。

それぞれが専門職として、確かな情報をもとにしたアセスメントを提供することを意識し、カンファレンスに参加しましょう。

そのためには、医療的情報以外にも、表2のような情報収集が必要です。また、よりよいアセスメントを提供するため、専門性を高める努力をしましょう。自分のアセスメントによって、支援内容全体の質が高まることは喜びとなり、仕事のやりがいにもつながります。

表2 アセスメントに必要な情報

住所	自治体による医療福祉資源の違い、病院からの距離など
移動手段	免許・車の有無、最寄り駅からの距離、支援の有無
住居	広さ、階、エレベーターの有無など
家族の状況	主たる介護者と協力者、家族の健康状態、兄弟姉妹の生活
協力者の存在	特に祖父母の住所と協力内容、親の兄弟姉妹、友人など
経済力	人的援助の導入、物品の購入、手当関係
親の性格	人的援助の希望、理解力

正確な情報がなければ、アセスメントも支援計画も立てられません。本人の正確な医療情報のほかにも、これらの情報を収集しましょう。

（冨田　直）

引用文献
1）松平千佳監修：病院のこども憲章 新訳．NPO法人ホスピタル・プレイ協会，2016.
https://hps-japan.net/wp/wp-content/uploads/2020/08/9ce76c71a3f16f5ce028342501f8a474.pdf（2022.7.1アクセス）

⑤ 医療的ケア児と家族の生活を
イメージする

家族の相談を受けるとき、面接や電話という限られた時間の中で話を聴き、生活をイメージすることが重要です。しかし、どのように聴いたらよいのか、迷うことはありませんか。
まず、相手への配慮と誠意をもって、じっくり話を聴いてみてください。

▎相手に配慮した聴き方を意識する

相手への配慮といっても、特別なことではありません。以下に、医療ソーシャルワーカー（MSW；medical social worker）と、医療的ケア児の母との会話例を示します。

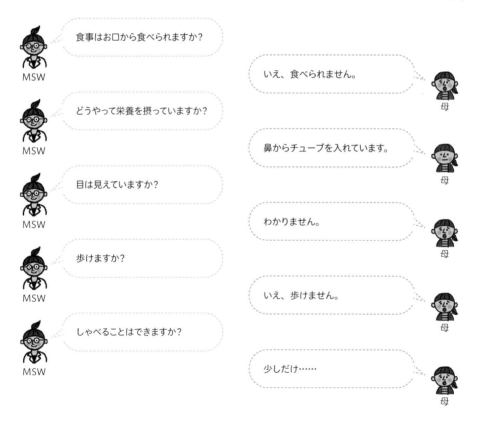

MSW 食事はお口から食べられますか？

いえ、食べられません。 **母**

MSW どうやって栄養を摂っていますか？

鼻からチューブを入れています。 **母**

MSW 目は見えていますか？

わかりません。 **母**

MSW 歩けますか？

いえ、歩けません。 **母**

MSW しゃべることはできますか？

少しだけ…… **母**

いかがでしょうか。子どもの全体像がつかみにくいだけでなく、母はほとんどの質問に「できません」といった否定的な言葉で答えるしかありません。これでは、つらい気持ちになって、話したくなくなってしまいます。

それでは、次の例を見てみましょう。

MSW

お食事はどのようになさっていますか？

鼻からの経管栄養を入れています。

母

MSW

おうちではどんな遊びが好きですか？

音の出るおもちゃが特に好きです。

母

MSW

お出かけするときはどのようにしていますか？

あまり歩けないので、まだバギーを使っています。
公園が大好きで毎日行くのですが、砂場に興味をもって困っています。
念のため吸引器をバギーに積んでいますが、私が手を汚してしまうとすぐには吸引ができなくて……

母

こちらの例では、母が具体的にエピソードを話しています。医療的ケアは、経鼻胃管と、吸引が必要であることも把握できました。子どもは少し歩行でき、生後1歳5か月だとすれば現時点では、肢体不自由の対象には該当しづらいこともわかります。

このように、少し的をしぼったオープンクエスチョンで聴くと、家族に「できない・わからない」といったつらい回答ばかりをさせずに済み、子どもの様子を把握しやすくなります。

‖ 誠意をもった対応とは、共感をもって介入すること

次に「誠意」についてです。きれいごとと思われるかもしれませんが、対人援助の基本となります。傾聴、ていねいな対応、わかりやすい説明は大前提です。また、正しい内容を伝えているか、その根拠を確認しているかといった、精度も必要です。

さらに、誠意とは、今困った状況にある相談者に、共感をもって介入することだと考えます。医療的ケア児に関する相談の場合、今まで受けたことのない相談や、現行の制度では提供できるサービスがない、ということがあるでしょう。

筆者も、相談や要望に対して「その内容に対

応できる既存の制度はないし、解決は難しいだろうな」と思うことは多々あります。しかし、相談者にとっては、前例がないことも、制度がないことも関係ありません。そこで、「はじめてのご相談で、どのように対応できるのかわかりません」と正直に伝えたうえで、「一緒に考えていきましょう」と、困りごとを共有するようにしています。

一緒に考え、調べ、さまざまな交渉を重ね、幸いにも支援につながったときの喜びはひとしおです。もし思うような結果を出せなくても、困りごとを共有する過程で、家族も自分自身も多くのことを学び、得るものが必ずあります。

それから、もう1つ相談の中で誠意として心がけているのは、「自分の部署でできることがない」と、別の部署を案内しないことです。対応してもらえるか確認をとったうえで案内するか、一緒に出向いて話をしましょう。この一手間を惜しむと、「たらい回し」になってしまいます。

MSW

こちらでは対応できません。○○部で聞いてみてください。

× 「たらい回し」になってしまう！

「こちらでまず、○○部で対応できるか確認してみます」と確認するか、
「○○部で対応できるか、一緒に行って聞いてみましょう」と、一緒に出向く。

家族が「大丈夫です」と言っても、支援が不要とはかぎらない

最後に、課題や困難があるにもかかわらず、家族が相談や支援を求めないとき、あるいは、支援を拒否するときの対応について考えます。

命の危険があるような緊急事態であれば、警察や児童相談所に虐待として通告する必要があります。しかし、突然そうした状況になるわけではなく、家族の疲労の蓄積や経済的困窮など、家事や育児をする力が枯渇しパワーレスな状態になると、子どもへのケアが十分にできず、マルトリートメント※症例としてかかわることが多いと思います。

そのようなとき、心配に思い「大丈夫です

か？」と聞くと、「大丈夫です」と言われることはありませんか。パワーレスな状態に陥っている人ほど「大丈夫です」と返事をするように筆者は感じています。

相談するには力が必要です。つらくて言葉にできないときや、人と話す元気のないときは、相談自体が苦痛でしょう。また、苦しい状況に慣れすぎて、問題意識が希薄になっているかもしれません。ですから、「大丈夫」と言われたからといって支援が不要なのではありません。

※マルトリートメント：マル＝悪い・不適切な、トリートメント＝養育・ケア。

相談や支援を求めていない・受け入れないときの介入方法

特に、援助希求を適切に出せない子どもを中心に考えれば、家族が求めていなくても介入を要する場合があります。こうしたとき、本人や家族から話を聴くには限界があります。

そこで、まず自分が感じた不安や違和感について掘り下げてみましょう。例えば以下のような場合です。

- 普段はアイロンをかけたシャツを着ているご家族なのに、今日の服装は季節にそぐわないし、裾がほつれていた
- 家庭訪問時、いつもなら水回りは特にきれいに片付いているのに、最近はごみ袋が積んである

「なんとなく、いつもと様子が違う」と感じる不安や違和感には、このように、具体的なできごと(根拠)があると思います。

こうした内容をふまえ、ネットワークを最大限に活用しましょう。訪問看護師やヘルパー、保健師、学校教員、児童発達支援や放課後等デイサービスのスタッフ、病院の主治医、看護師、MSWなど、関係者から話を聴きます。不安や違和感をいだいている関係者はほかにいないか、別の具体的な心配ごとはないか、子どもの安全は担保されているのかが、情報共有のポイントです。

原則として、本人や家族に何を心配しているかを率直に伝え、同意してもらう必要があります。しかし、どうしても同意してもらえない場合は、区市町村の子ども家庭支援センターに相談する方法があります。多角的に情報収集するなかで、支援を要すると感じる理由がさらに明確になり、どういう支援があったらよいか、アセスメントできるようになるはずです。

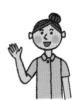

これから医療的ケア児を支援しようとしているみなさん、今、目の前にいる相談者の抱えている問題や困りごとの解決のために、その方の生活を知り、大変さを想像し、気持ちを共有してください。
そのためにも、相手への配慮と誠意をもって、じっくりお話を聴いていただければと思います。

（間宮規子）

⑥生命を脅かす疾患
をもつ子どもたちの支援

医療の進歩により、生命を脅かす疾患（life-threatening illness）をもつ子どもたちが自宅で生活することが可能となりました。
ここでは、生命を脅かす疾患をもつ子どもと家族の支援について解説します。

▍生命を脅かす疾患とは

生命を脅かす疾患は、WHO（世界保健機関）が緩和ケアの対象として定義しています。疾患そのものの治癒が望めず、早くに死に至る可能性が高い状態であり、図1のように分類されています。

図1 生命を脅かす疾患とその経過

①重篤な疾患はあるが、疾患そのものを治せるかもしれない治療がある状態
（この場合、経過は疾患の程度によって変わる）
例：小児がん、心疾患

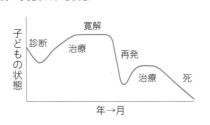

②早く亡くなることは避けられないものの、治療により寿命を延ばすことが可能な状態

例：神経や筋肉の疾患

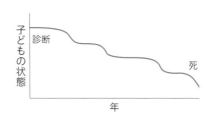

③進行性の疾患で治す治療はなく、おおむね症状をやわらげることに限られる状態
例：代謝性の疾患や一部の染色体異常

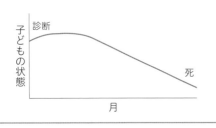

④脳の損傷など改善できない障害を伴い、疾患そのものは進行しない状態
例：重度の脳性麻痺や事故

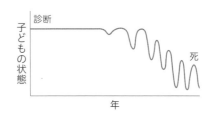

Goldman A, Hain R, LibenS. Oxford textbook palliative care for children. NY: Oxford University Press; 2006.

生命を脅かす疾患をもつ子どもたちの様子

生命を脅かす疾患をもつ、4人の子どもたちの例を紹介します。成長過程と疾患の程度のイメージを知識としてもっておき、子どもの状態に合った支援につなげましょう。

例1 **重篤な疾患はあるが、疾患そのものを治せるかもしれない治療がある状態**
（Aくん）

● **疾患**：脳腫瘍
● **医療的ケア**：導尿、浣腸、症状緩和のための薬剤点滴

Aくんは小学生のとき頭痛に悩まされ、頭部の画像検査を行ったところ、腫瘍が見つかりました。

家族、病院の主治医とともに、できる限りの治療を受けました。本人は、「病気を治すためがんばろう」と、つらい治療にも耐えていました。しかし、残念ながら治療の効果は出ず、病気が進行し、治すことができない状態となりました。

足が動かなくなり、やがて手も不自由になっていくなかでも、本人は大好きな部活にギリギリまで参加しました。訪問看護と訪問診療が入り、導尿や浣腸、痛み止めの注射などの医療を自宅で受けました。本人は「家にいたい」と強く願い、最期まで自宅で家族と過ごしました。

例2 **早く亡くなることは避けられないものの、治療により寿命を延ばすことが可能な状態**
（Bくん）

● **疾患**：先天性ミオパチー
● **医療的ケア**：在宅人工呼吸療法、気管吸引、排痰補助装置を使用した排痰、胃瘻からの経管栄養

Bくんは生まれたときから筋肉の緊張が弱く、呼吸が十分にできませんでした。すぐに人工呼吸器による呼吸の補助が必要となり、0歳で気管切開の手術を受けました。

自宅に帰ったばかりのときは、肺炎や痰のつまりで緊急入院するなど、状態が悪いこともありました。自宅でのケアは訪問看護やヘルパーに入浴を手伝ってもらいました。

成長とともに状態が落ち着いてきたため、遠方への家族旅行もできました。学校に通学し、放課後等デイサービスも利用しています。

思春期には身長が伸び、骨の変形が目立ってきました。骨が出ているところに褥瘡ができたり、気管切開のチューブが入れにくくなったりといった問題が出てきました。体重も重くなり、介護が大変になってきました。

例3 **進行性の疾患で治す治療はなく、おおむね症状をやわらげることに限られる状態**
（Cちゃん）

● **疾患**：18トリソミー
● **医療的ケア**：酸素投与、マスクによる人工呼吸療法、経鼻胃管栄養

父母は、Cちゃんが生まれる前から「赤ちゃんは18トリソミーが疑われ、呼吸や心臓の病気など重篤な状態かもしれず長く生きるのが難しいだろう」と医師から説明を受けていました。生まれてくると心臓や呼吸の問題を認め、厳しい状態でした。

NICUからの退院時はすぐに顔色が悪くなってしまっていたのですが、酸素投与を行い、抱っこしたり姿勢を整えたりする細やかなケアの中で、本人の状態も少し落ち着いていきました。栄養は経鼻胃管から、本人の負担にならないように入れました。母と一緒に、児童発達支援に通いました。

1歳まで生きられない可能性が高いと言われていましたが、3歳の七五三を迎えることができました。

> **例4** 脳の損傷など改善できない障害を伴い、疾患そのものは進行しない状態
> （Dちゃん）
>
> ● **疾患**：新生児仮死による脳性麻痺
> ● **医療的ケア**：気管吸引、吸入、胃瘻からの経管栄養
>
> 生まれたときは真っ青で泣きませんでした。すぐに心マッサージや呼吸介助による蘇生を開始しましたが、心臓が動き出すまでに時間がかかりました。NICUで人工呼吸器を装着し、脳低体温療法や血圧を上げる薬の投与など、集中治療を受けました。
>
> 3か月して退院しましたが、脳のダメージが強く、唾液を飲み込むことができませんでした。また、毎日けいれんも起こっていました。誤嚥性肺炎を繰り返したため、気管切開を行いました。その後、嘔吐やけいれんが悪化したため、胃瘻を造る手術と、てんかんの手術を受けました。
>
> 胃瘻への注入や緊張を抑える薬、てんかんを抑える薬などを調整し、5歳ころには落ち着いて家で過ごせるようになりました。
>
> 訪問看護では、妹の世話で忙しい母の支援のため、入浴の介助や排痰ケアを行いました。発熱時には臨時に訪問し、状態を確認して医師に報告し、必要時には救急車の手配を行いました。
>
> 学校は、母の送迎で特別支援学校に通い、その後放課後等デイサービスの車で移動し、帰宅しています。中学生になると、痰がうまく出せなくなり、痰を出すためのケアの時間が増えました。

子どものACP、人生会議

ACP（advance care planning；アドバンス・ケア・プランニング）は、日本では「人生会議」といわれています。患者さん本人とその人にかかわる医療者が、この先の治療や疾患の見通し、疾患との過ごしかたについて機会があるごとに話し合いを行い、気にかかっていることなどを互いに共有していくことです。

子どもの場合は本人に聞くことが難しいので、親が代わりに話し合うこととなります。子どものこととなると、親は今後、病状が悪くなっていくのかどうかという話は聞きにくく、医療者も話しにくいことも多いため、話し合いがうまくいかないこともあります。

互いに子どものことを思っているために話しにくくなっているのですが、まずは、医療者側が親に、気にかけていることを伝えるだけでも、ACPのステップといえるでしょう。

ACPは、後ろ向きの話ばかりでなく、疾患と向き合う子どもがもっている力の限りに、本人らしく過ごすにはどうしたらいいかという視点で話し合えると、子どもにとってよりよい支援につながると考えられます。

（雨宮　馨）

⑦ 医療的ケア児の 人生を支援する

NICUに入院している医療的ケアの必要な子どもが退院することは、子育てのスタートラインに立つことです。本人・家族の生活に思いをよせ、豊かに生きていけるように支援することが大切です。

‖ 子どもの将来の姿をイメージする

医療的ケア児と一口に言っても、子どもたちの状態や経過はさまざまです。

成長に伴い、医療的ケアから卒業することや、歩けるようになり、将来就職することもあります。また、寝たきりや、重度の知的障害を併せもつこと、生涯医療的ケアが必要となることや、残された時間を家庭で過ごしたいと希望し退院していくこともあります。

医療的ケア児を育てていくためには、家族の生活や生きかたも大きく変わることがあります。そのため、本人だけでなく、家族の生きかたも十分に理解することが必要です。

子どもの疾患がどのような経過をたどっていくのか、家族がイメージし、どのような人生を歩んでもらいたいのかを考えることが大切です。疾患や障害の特性を理解し、5年先、10年先の姿を想像しながら支援しましょう（図1）。

図1 医療的ケア児のライフステージ

在宅移行期 ➡	乳幼児期 ➡	学齢期 ➡	成人期 ➡
● 退院して在宅へ	● 集団生活へ ● 療育施設・保育所・幼稚園へ通う	● 特別支援学校（訪問学級含む） ● 地域の学校へ通う	● 大学・専門学校などへの進学 ● 就職 ● 生活介護など日中活動の場へ通う ● ひとり暮らしやグループホーム、施設での生活

 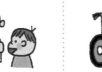

ライフステージを通して切れ目なく支援する

子どもは、赤ちゃんから子どもへ、そして大人へと成長していきます。そのなかで、ライフステージにより課題は変化し、小児から成人になると利用できなくなるサービスもあります。

支援者は、ライフステージの課題と合わせて、利用できるサービスの内容を知り、先を見据えた支援を行いましょう（図2）。

図2 ライフステージに応じた支援の例

時期	新生児期	乳幼児期			学齢期 小学生	中学生	高校生	卒業後 成人期
年齢（歳）	0	1　2　3　4　5			6〜12	13〜15	16〜18	19　20〜
生活 保育・教育	育児ヘルパー / 居宅訪問型保育							
	子育て広場							
	保育所・こども園				通常学級・特別支援教育			大学等
	児童発達支援				放課後等デイサービス			生活介護・就労支援
	居宅訪問型児童発達支援							グループホーム
	短期入所（ショートステイ）							
	居宅介護・巡回入浴							重度訪問介護
	移動支援							
					通学支援（一部移動支援で対応）医療的ケア児専用スクールバス			重度訪問介護利用者の大学等の修学支援事業
医療	訪問診療・訪問看護・訪問リハビリテーション・訪問歯科・訪問薬局・保健所・レスパイトケア							
	療育施設							
	在宅医療機器のレンタル							
	●ベビーカー　●バギー・装具・補聴器などの作成　●車椅子作成（成長に伴い再作成）　●電動車椅子作成							
福祉制度	相談支援専門員							
	●手当・手帳申請 ●日常生活用具（吸引器など）の購入	●児童発達支援申請 ●短期入所申請	●入浴補助用具の申請 ●居宅介護の申請		●放課後等デイサービス・通学支援申請			●重度訪問介護の申請 ●年金の申請 ●生活介護・就労支援の申請

＊利用できるサービスは自治体によって異なる場合があるため、確認が必要です。

①学齢期の支援

医療的ケア児支援法（p.18、202）の施行により、特別支援学校に加えて、地域の通常学級、特別支援学級など、学校の選択肢は増えることが予想されます。大切なのは、本人に合った学校を選択することです。そのうえで、送迎の体制、放課後や夏休みなどの長期休みをどのように過ごすのかなども考えておく必要があります。

学齢期には体が大きくなり、肢体不自由の子どもは、移乗や入浴などの介助が難しくなっていきます。また、四肢の変形などに伴い二次障害が現れ、新たな医療的ケアが必要になることもあります。レベルダウンは、本人・家族ともに、受け止めに時間がかかります。訪問看護やヘルパーなど、自宅に支援者が入ることに、本人だけでなく家族も慣れていく必要

があります。

　本人が小さいころから家族以外の支援に慣れておくことや、ショートステイなど、環境が変わっても過ごせる力をつけておくことは大切です。

　子どもは成長するにつれ、家族以外の人と過ごす時間が増えていきます。家族は、子ども が何も言わなくても、訴えを理解して対応できるかもしれませんが、家族以外の支援者では、そうはいきません。子どもが話せなくても自分の気持ちを伝えられるように、言葉以外のコミュニケーション方法などを、学校の取り組みと合わせて、卒業までに確立しておくとよいでしょう。

②卒業後・成人期の支援の課題

　医療的ケア児は成長すると就職や進学をすることもありますが、まだまだ支援体制は整っていません。また、18歳以降の医療的ケア者に対応できる日中活動の場は常に満員で、通所先を探すことは困難なのが現状です。

　成人期になると親も高齢となるため、親亡き後のことも考える必要性が出てきます。

　ここでは、成長した医療的ケア児の例を紹介します。

例1　Aさん（大学1年生）

- ● **疾患**：小脳出血後遺症
- ● **医療的ケア**：気管切開、胃瘻

　小学生のとき、医療的ケアが必要になりました。中学は特別支援学校に通学し、高校は一般受験して、地域の高校に進学しました。母は送迎をし、学校では介助員が付いて、看護師が注入や吸引を実施しました。

　今は大学生になり、友達とのおしゃべりを楽しんでいます。ヘルパーと一緒に通学することを希望していましたが、通学のためにヘルパーの支給はできないといわれ、母が付き添いをしています。

　母は「大学卒業後、就職してもずっと付き添っていかなくてはならないのでしょうか?」と心配しています。

　Aさんにとっても、指示を出さなくてもやってほしいことをやってもらえる母の存在はありがたいようですが、家族と離れてひとり暮らしをするのが夢です。

　就職や大学などへ進学した場合は、看護師のいない環境で生活していくことになります。3号研修※を受けたヘルパーに同行してもらいたくても、就労や通学の利用には制限があるため、自立を考えたときの壁となっています。

　2018（平成30）年、重度訪問介護利用者の大学等の修学支援事業が地域生活支援事業として認められました。しかし、自治体によって差があるため、Aさんのような状況が生じています。

　2016（平成28）年4月1日施行の障害者差別解消法により、社会全体で障害者に対する合理的配慮が求められるようになりました。これにより、医療的ケア児が自立する道が保障されることも期待されています。

　たとえば、グループホームなど、住まいにおいても医療的ケアの対応が可能になることが望まれています。

※3号研修：特定の対象者に喀痰吸引と経管栄養を行うことができるようになる研修（p.36）。

例2 **Bさん（20歳）**

● **疾患**：染色体異常、慢性腎不全
● **医療的ケア**：夜間CPAP（continuous positive airway pressure：持続陽圧呼吸療法）、酸素療法、導尿（1日6回）、体調不良時の栄養注入

歩くことができて散歩が大好き、ひょうきんな性格でみんなの人気者です。

高校3年生のときにがんが見つかり、長い入院生活を送りました。抗がん薬の影響で腎機能が低下しています。

生活介護に通うようになりました。体力的な面を考慮し、短時間利用で週5日通所しています。家族は今を大切に楽しく過ごしてほしいと願って、毎日送り出しています。

生活介護の事業所は、本人、家族、ヘルパーの働きかけにより、導尿ができる看護師を配置し、個別の送迎体制を組みました。

小児科から成人期医療へ移行する年齢になったため、地域の病院を受診し訪問診療の相談をしていますが、対応できる医療機関は見つかっていません。

重症心身障害者が利用できる通所施設は常に満員となっている状況ですが、歩くことができて医療的ケアが必要な人が通える場所は、さらに不足しています。

また、小児医療から成人期医療への移行は、高度な医療を必要とする医療的ケア者にとっては大きな課題になっています。

Bさんが今後どのような治療を選択しても医療の受け皿があること、通所だけでなく在宅での支援が充実し、Bさんの生涯を支える体制が整うことが望まれます。

医療的ケア者は、医療的ケア児支援法の対象になっていません。今後「元医療的ケア児」について調査が行われ、診療報酬改定や障害福祉サービスの報酬改定に反映されることにより、医療機関や福祉サービス事業所での受け入れが進むことを期待しています。

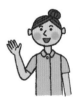

（三木英子）

⑧ 医療的ケア児を支援する
チームづくり

「医療的ケア児の支援をこれからしたい、しなければならない。でも、今まで経験がなく、十分な支援ができるのか心配。何から手をつければよいのかわからない」と悩んでいませんか。筆者も、はじめはこうした思いをもっていました。

今考えると、わからないことは素直に認めてわかる人に頼ること、チームをつくること、の2点が大切だと感じています。

チームで情報と目標を共有する

医療的ケア児の支援を、単独でがんばっている人も少なくありません。しかし、1人でできることには限界があり、支援の漏れや、思い込みにより間違った判断をすることにもつながります。

そこで、チームをつくることをおすすめします。チームとは、単に支援者が複数であることを意味しているわけではありません。支援者がバラバラに行う支援では混乱が起こり、医療的ケア児と家族に負担をかけてしまいます。ひどいときには、支援者どうしの対立構造を生む危険さえあります。

チームとは、メンバーで必要な情報と目標を共有し、役割分担をして、責任を担って遂行する集団です。そのため、普段から支援者間で情報共有に努めることが大切です。最近では、SNSなどが活用されています（p.44）。

また、チームをつくり、維持するために必須の場として、入院中に行う院内カンファレンス、退院前の地域支援会議、退院後の地域支援会議があります（p.109）。

医療と福祉の連携

支援チームは、最低2人で構成が可能で、医療職と福祉職の組み合わせが理想的です（p.108）。病院内では、医師や看護師、MSWが多い組み合わせです。地域では訪問診療医、地域の主治医、訪問看護師と、医療的ケア児等コーディネーター（相談支援専門員）などの組み合わせになります（図1）。保健師は医療職にも福祉職の立場にもなり得ます。

なお、病院での在宅移行支援においては、院内外の職種で一緒にチームを組むことも可能です。例えば、地域の保健師や相談支援専門員と協力して支援をすることもあります。

支援チームをつくる際に、協力的な医師をチームに引き入れることで、支援は格段にスムーズになります。正確な医療情報を得ること、医療的ケアの内容改善の相談、医師どうしの連携が容易となるからです。

何より、同じ目標に向かって、一体感をも

て支援することが、チームの醍醐味です。筆者も、チームで支援を行うことを心がけるようになってから、支援が格段に楽しくなり、内容も充実するようになったと感じています。

図1 医療的ケア児を支援する機関・職種

医療
訪問診療医、訪問看護師、訪問リハビリテーション、訪問薬剤師、訪問歯科、小児高次機能病院、地域中核病院など

療育施設

相談支援
相談支援専門員、医療的ケア児等コーディネーター、保健師など

医療的ケア児と家族

行政（法律・制度）
自治体障害福祉課、保健センター、保健所、医療的ケア児協議の場など

教育・保育機関

福祉
居宅介護、移動支援、児童発達支援施設、放課後等デイサービス、訪問入浴サービスなど

このあと、相談支援専門員、療育施設、訪問診療について、それぞれの立場から、医療的ケア児へのかかわりかたと役割について解説します。

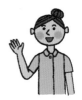

（冨田　直）

相談支援専門員

相談支援専門員は、疾患や障害をもつ人が住み慣れた地域で暮らしていくために必要なサービスのコーディネートをする役割をもっています。

ここでは、医療的ケア児の支援における相談支援専門員の役割について解説します。

相談支援専門員の主な役割は、下記のとおりです。

● 本人の近くにいて、いつも本人と家族をみる　→基本相談
● 本人と家族の力を信じる
● 地域のサービス、行政のサービスにどんなものがあるかを確認し、利用計画を立案する　→サービス等利用計画の立案
● 医療チーム、行政と話し合い、チームの力を意識して活用する
　→医療・福祉・行政の調整
● 支援が開始されたら、うまくいっているか確認する
● 支援が不足する場合、関係機関との交渉で新たな資源をつくる

住んでいる地域により差があるため、確認が必要

必要な支援を伝えるのも、相談支援員の重要な役割

①基本相談とサービス等利用計画の作成

相談支援専門員は、医療的ケア児と家族がサービスを利用する前から、そばにいて相談にのっています。このことを基本相談といいます。

重要な支援ですが、現時点では報酬がなく、ボランティアとしての支援になります。

基本相談を行いながら、子どもにとって望ましい生活ができているか、親が疲れすぎていないかなどに気を配ります。

たとえば、以下のような状況であった場合、相談支援専門員は、居宅介護事業所の導入を考えます。

お風呂のあと、家事をする時間がなくて困る。とにかく時間がない。助けてほしい…

母

できることは協力している。でも仕事もあるし、疲れている。これ以上は……

父

もっと一緒にたくさん遊びたい。遊んでほしい！

子ども

体に触ることなどは身体介護、洗濯や掃除などは家事援助といいます。必要な時間数は行政が判断しますが、その基準となるのが、サービス等利用計画です。

相談支援専門員は、本人・家族の意向を聞き取り、公的なサービス・非公的なサービスの両方を考えながら、サービス等利用計画を作成します。作成した計画は、本人・家族に説明し同意を得てから、行政に提出します。

最初に提出するものは計画案といい、これが承認されると、本計画とよばれます。

ここで、知っておいてほしいのは、必ずしも、人的資源を多く導入することがよいとは限らないということです。多くの支援者が出入りすることで、本人・家族は想像以上に疲れてしまいます。

よくある相談の例を以下に示します。

よくある相談

Q 退院が決まりました。自宅で生活していくために、どんな準備をしたらよいでしょうか？

A まずは主治医や訪問看護師、そのほかの支援者を交えて、ご本人やご家族と一緒に、会議を行います。そこで、顔合わせを行うとともに、支援方針のすり合わせを行い、不安や疑問を解消しましょう。

Q 私が家の用事で外出したいときは、どうしたらよいでしょうか？

A まず、担当の訪問看護師に、留守番看護をしてもらえるか相談してみましょう。その際に、90分を超える長時間看護(p.122)が可能かも相談してみてください。
また、自治体によっては、より長時間の留守番看護を支援する「在宅レスパイト事業」という制度が利用できる場合もあります。地域で利用できる制度について、相談支援専門員に確認しましょう。

（次のページにつづく）

よくある相談

Q 居宅介護支援事業所は、どの事業所がいいでしょうか？
吸引や経管栄養もやってもらえますか？

A 居宅介護事業所にはできることとできないことがあります。医療的ケアについても同様です。確認しておきましょう。

医療者ではない支援者（介護福祉士、学校教員、保育士など）も研修を受ければ、限定された医療的ケア（喀痰吸引と経管栄養）を行うことは可能です。1号研修履修者は不特定多数に医療的ケアを行えます。3号研修履修者は特定の児にのみ医療的ケアを行えます。

②医療、福祉、行政の専門職をまとめる

　サービス等利用計画が承認されたら、支援者で集まって会議を行います。この会議をサービス調整会議といいます。

　支援が開始されたら、関係者すべてに聞き取り調査をします。計画どおりに支援がされていれば、そのことを書面にして行政に提出します。このことをモニタリングといいます。

　このように、医療、福祉、行政の専門職をまとめるのが、相談支援専門員の役割です（図2）。そして、このときの主役は、あくまでも子ども本人です。子どもが家族と笑顔でいられるように、子どもにとって、明日がうれしい日になるようにしていきます。

　子どもや家族、そして支援者が、相談支援専門員が作成した計画書をみて「わくわく」を感じられるか、楽しく感じられるかが大切です。

図2 医療的ケア児を支える関係機関と相談支援専門員の役割

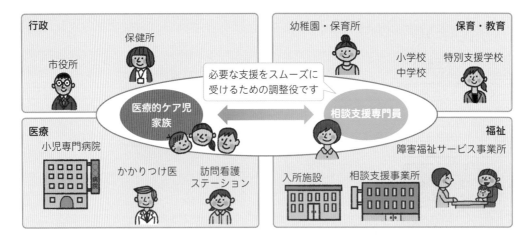

サービスのコーディネートは、親が自分で行うことも可能です。これを、セルフプランといいます。ただし、日ごろの子育てやケアを行いながら事業所探しや行政との交渉を行うことは非常に大変です。餅は餅屋というように、プロに任せてもらいましょう。

（岩崎京子、冨田　直）

療育施設

療育施設は、児童福祉法や障害者総合支援法に基づいて、障害児者それぞれに合った医療、保育・教育、活動を提供する場です。

療育園、療育センターなどの名称がついている施設が多く、施設により提供できる支援もさまざまです。

療育施設の役割の変化

障害児支援は、通所支援と入所支援に大別されますが（図3）、療育施設は外来診療、リハビリテーション、児童発達支援といった宿泊を伴わない通所が主体の施設から、入所が可能な施設まであります。

従来、療育施設はさまざまな事情で自宅に帰れない重症心身障害児の長期入所の場としての役割が大きかったのですが[1]、在宅で生活する医療的ケア児の増加に伴い、子どもの将来や家族のサポート体制を考え、在宅生活を支援する機会が増えています。

療育の目標は、精神・運動発達、摂食嚥下

機能を高め、それぞれの能力に応じた身辺や精神的自立を手助けし、仲間とのかかわりを通して生活を楽しむことです。

就学前の時期をどのように過ごし、どんな基準で学校を選ぶかという相談や、ケアに伴う家族の疲れも徐々に出てきます。そのなかで療育施設は、リハビリテーションや児童発達支援のかたちで発達を促し、相談に応じます。

また、短期入所では家族が休息をとり、障害児のきょうだいとの時間をつくるといった役割も担っています。

図3 障害児支援の体系～2012（平成24）年児童福祉法改正による障害児施設・事業の一元化～

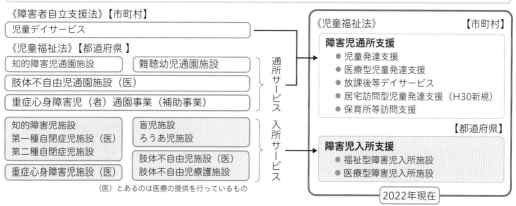

厚生労働省：障害児支援施策の概要. より引用
https://www.mhlw.go.jp/content/12200000/000360879.pdf（2022.7.1アクセス）

①外来診療

主に小児科、内科を中心とし、児童精神科、整形外科、歯科などがあります。運動機能障害、知的障害、発達障害児者が多い中で、医療的ケア児者の定期診療や、在宅物品の提供も行います。診療に必要な検査（脳波、血液検査など）が可能な施設もあります（図4）。

②リハビリテーション

就学前の児を対象に理学療法（PT：physical therapy）、作業療法（OT：occupational therapy）、言語療法（ST：speech therapy）に対応しています。医師の診察、心理士の発達評価を参考に、支援内容を検討します（図4）。地域によっては就学後の定期的なリハビリテーションの継続が難しく、支援学校での自立訓練や訪問リハビリテーションなどのサポートに移行する場合があります。

図4 療育施設の外来、リハビリテーションの全体像（例）

相談支援	外来		検査	通園
通園・通所、入所、外来の利用者とその家族の相談窓口	小児科・内科 ●定期診察 ●在宅物品の提供 児童精神科 ●発達障害児の診療 整形外科 ●側弯等の変形評価、装具作成（PTと連携） 歯科 ●障害児者の特性（多動、感覚過敏など）に応じて、必要時、全身麻酔下で治療	摂食・嚥下外来 ●評価・アドバイス 痙縮外来 ●ボトックス治療 　（PTと連携）	放射線 （X線・CT） 血液・尿検査 生理検査 （脳波・心電図） など	通園

リハビリテーション・心理

PT	運動機能の向上を中心に歩行を獲得するまで継続されることが多い
OT	日常に必要な生活動作を中心としたリハビリテーション
ST	発語、発音などの言葉の問題や摂食嚥下に関する助言、指導を行う
心理	発達評価（発達検査や知能検査等）を行い、PT、OT、STや医師と情報を共有し、支援を考える

＊施設により異なる場合があります。

③医療型児童発達支援（通園）

就学前の子どもが、10名前後の集団の中で生活リズムや基本的生活習慣を身につけ、遊び、行事や指導を通して心身の発達を促します。多職種が連携して支援します（図5）。

また、家族向けに育児や発達、福祉制度に関する情報提供や勉強会も行います。通園の形態は、子ども単独での通園、親子通園があり、施設により異なります。親子通園でも、最終的には就学に向けて徐々に親から離れて過ごせるようにし、精神的自立をサポートします。

利用には受給者証（医師の意見書に基づき、区市町村により交付）が必要です。

図5 医療型児童発達支援（通園）の全体像（例）

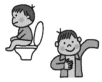
生活習慣の獲得

リハビリテーション

相談支援
MSWが福祉制度の利用方法
や進路、家族の相談に対応
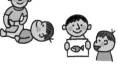

室内プール
園庭
運動の場

発達や年齢に応じたクラス編成

栄養のサポート

保育士、児童指導員、
看護師、心理士

保育内容の例
● 日常保育：
　集団での遊び（運動あそび、感触あそび、音楽あそ
　びなど）
　給食（摂食状況の確認・必要時摂食指導）
　はみがき、自由あそびなど
● 年間行事：
　入園式、遠足、運動会、おたのしみ会、卒園式など

乳幼児期の食事・栄養は重要！
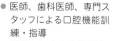
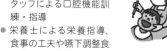

● 医師、歯科医師、専門ス
　タッフによる口腔機能訓
　練・指導
● 栄養士による栄養指導、
　食事の工夫や嚥下調整食
　の作り方などの助言
● 経管栄養であっても、誤
　嚥の程度や体位を工夫し
　ながら、摂食が可能かど
　うかを検討する

＊施設により異なる場合があります。

④短期入所（ショートステイ、レスパイト）

　家族の休息を目的とした利用が多く、主に重症心身障害児者（p.12）で、体調が安定している人が対象となります。どの程度の医療的ケアに対応が可能であるかは、施設により異なります（図6）。

　現状では歩く子どもや、動きの激しい子どもに対応している施設はごく一部です。受給者証の支給日数に応じて利用期間が決まります。

図6 短期入所の特徴

人工呼吸器

床マットでの対応

経管栄養

● 大部屋、個室があり、大部屋には4〜10名程度入る
　ことができます
● 短期入所では、人工呼吸器などの高度な医療的ケア
　の受け入れ状況は施設により異なります
● 子どもによってはベッドではなく床マットにするなど、
　個別性を大切にしています
● なるべく在宅でのケアに近づける努力をしています

⑤相談支援・地域療育等支援

　障害児者が地域で生活しやすいように、障害児者施設、学校や保育所などに助言・指導を行います。保育所等訪問支援では、保育所などに通う障害児が集団生活での不安を軽減できるよう、希望に応じて訪問を行います。相談支援では、MSWが障害児者やその家族の相談に応じます。

⑥通所（18歳以上の生活介護）および長期入所

　医療的ケア児が成人に向け、利用する可能性のあるサービスです（図7）。

図7 医療的ケア児者が療育施設で受けられる医療・サービスの例

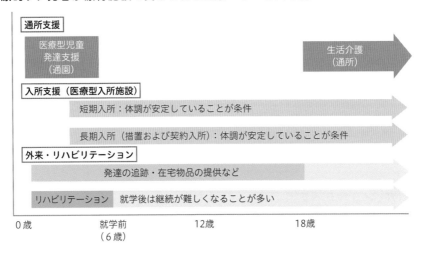

療育施設の課題

①移行期医療

　小児から成人への切れ目のない支援には、他施設の内科・外科との連携、体調不良時の入院先の確保が不可欠です。高度な医療が受けられるようになったことで、1人1人のQOL（生活の質）を考え、治療を選択する機会が増えています。

②動ける医療的ケア児の入所

　医療的ケア児支援法の整備や診療報酬の改定により、動ける医療的ケア児の通所サービスの利用が増えつつあります。しかし、入所に関しては、安全面への配慮から、受け入れにつながりにくい現状があります。夜間の看護体制の整備など課題が多いといえます。

③医療と療育との連携

医療的ケア児の在宅移行支援に療育施設が協力すれば、医療機関の負担が軽減されます。また、入所者に急性期医療を要した場合、急性期病院へ迅速に転院できれば、利用者の回復も早くなります。医療と療育との連携には、医療スタッフが急性期医療と療育双方を知ることが重要と考えています。

(小出彩香)

引用・参考文献
1) 岡田喜篤, 石井光子:第1章 重症心身障害を取り巻く社会の変遷. 岡田喜篤監修, 新版 重症心身障害療育マニュアル. 医歯薬出版. 東京, 2015:2-33.
2) 大島一良:重症心身障害の基本的問題. 公衆衛生 1971;35(11):648-655.

COLUMN

レスパイト入院について知っておきたいこと

医療的ケア児の支援会議の際に必ずというほど話題になるのが、レスパイト入院の必要性についてです。

それでは、どのようなケースで必要性が高いでしょうか？　筆者は、主に次の4つのケースだと考えます。
①退院してから日が浅く、医療的ケアに慣れない家族の疲労が強い
②医療的ケアの内容が高度で家族の負担が大きい
③家族の介護能力に制限があり、定期的な休養を要する
④家族に病気があり定期的な受診が必要

しかし、チルドレンファーストや親子支援の観点から、レスパイト入院が必要以上に多いことは、よい支援とはいえません。ケースごとに必要性の判断をしましょう。

レスパイト入院には、療育施設(p.37)が行う福祉入院(短期入所)と、小児病棟を持つ病院(p.168 COLUMN参照)やクリニックによる医療入院があります。どちらも施設により、対象年齢、対応可能な医療的ケアの内容、動ける医療的ケア児に対応できるかどうかは異なるため、確認しましょう。

なかでも、レスパイト入院先に困る子どもの状態は、人工呼吸器を装着した子どもと、動ける医療的ケア児です。また、家族の急病などで急に入院先を見つけるのは、子どもの状態にかかわらず困難なことが多いのが現状です。

この10年間で、医療的ケア児対応の重要性が小児医療全体に浸透し、レスパイト入院に前向きに取り組む施設は確実に増えてきています。状況はよい方向に向かっていると実感しています。

(冨田　直)

小児の訪問診療

訪問診療とは、決められた日時に医師が訪問し、診察を行うことです。小児と成人の場合でさまざまな違いがあります。

①訪問診療と往診の違い（図8）

よく、「訪問診療と往診って何が違うのですか？」と聞かれます。どちらも、医師が患者宅におもむいて診察することは同じなのですが、実はまったく違う医療サービスです。

「訪問診療」は、あらかじめ「何曜日の何時に訪問する」と予定を立て、医師が訪問し診察します。一般的には、病状が安定した患者さんは2週間に1回、病状が不安定な場合や退院直後などで患者さんや家族の不安が大きい場合は、1週間に1回かそれ以上となります。定期的かつ計画的に訪問することで、これまでの経過・病状をふまえたうえで、適切な治療・処方・生活上のアドバイスを行います。レスパイト先をどうするかや、家族が疲弊していないかなどにも気を配ります。

特に小児の場合は、受診している病院が複数あることも多く、各医療機関や療育機関、場合によっては学校や園からも情報収集し、生活全体を把握した「子どもの総合診療医」としての役割を果たします。

また、急変時には緊急で訪問したり、入院の手配をしたりと、多くの場合、24時間体制で在宅生活をサポートします。

これに対し「往診」は、発熱などの急な体調不良に対して、臨時で診察に来てもらい、そのときの病状にだけ対応するもので、ファストドクターのようなサービスです。たとえば、発熱時に往診をお願いして、解熱剤を処方してもらうようなイメージです。

図8 訪問診療と往診の違い

訪問診療

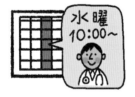

● 「何曜日の何時」と予定を立てて訪問
● 2週間に1回程度
　（病状が不安定な場合や退院直後などは1週間に1回以上）

往診

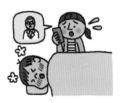

● 急な体調不良時に対応

②成人の訪問診療と小児の訪問診療の違い（図9）

成人（主に高齢者）の在宅医療は、足腰が弱って通院困難になったために訪問診療が入ることが多く、大多数は病状が安定していて、血圧や認知症の薬などを長期間同じ内容で服用している患者さんです。

そのため、普段の訪問診療は10〜15分程度で、長くても30分以内で終わることがほとんどです。そもそも通院困難なため、病院とも縁が切れていて、病院側に主治医がいないことも多いです。また、小児と違って体が成長しないため、薬の内容や人工呼吸器の設定などはあまり変わりません。

一方、小児では、複数の医療的ケアを行っていることや、病態が複雑なことが多く、かかりつけの病院があり、主治医もいます。つまり小児では、病院と連携した在宅医療が基本で、病院に定期通院して必要な検査や処方を受け、病院の方針に沿って、在宅サポートを受けながら生活をします。

例えば、病院の気管支鏡検査でスピーチバルブの使用許可が出たら、訪問時に一緒に練習する、病院から許可が出たら在宅で気管カニューレや胃瘻の交換をする、といったことをします。

複数の定時薬を服用している場合、病状が安定して数か月に1回の通院になったときは、薬がなくなると、在宅で継続処方します。一方、風邪などのちょっとした体調不良、医療的ケアでのトラブル（胃瘻が抜けた、気管吸引で出血したなど）や予防接種などは、まず在宅で対応し、訪問診療医が必要性を判断した場合にのみ病院に受診してもらいます。これにより、通院負担を減らすことができ、不要な受診が減ることで病院側の負担も減ります。

また、家での様子から、病院の主治医に提案を行う場合もあります。例えば、「排痰能力が低いので排痰補助装置を使用するとよさそうだ」という提案や、季節に応じて人工呼吸器の加湿器の設定を調整するなど、最適なケアの実現に努めます。

こうしたことを行うため、1回の訪問診療にかかる時間は最低でも30分以上、多くは1時間前後を要します。

そして、普段から病院と密に連携しているため、緊急入院時はスムーズです。反対に高齢者の場合はかかりつけの病院がないため、入院先はそのつど探すことが多くなっています。

図9 成人の訪問診療と小児の訪問診療の違い

成人（高齢者）	小児

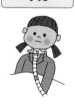

- 病態が安定している、長期間同じ薬を飲んでいることが多い
- 緊急入院時は、そのつど病院を探すことが多い

- 医療的ケアを行っていることが多い
  例）スピーチバルブの練習
  気管カニューレや胃瘻の交換、事故（自己）抜去対応
  人工呼吸器の調整、排痰補助装置の提案
- 緊急入院はスムーズなことが多い

③多職種連携のツールと重要性

病院内であれば、多職種間で同じカルテを
いつでも閲覧でき、廊下ですれ違うこともある
ため、情報交換はそれほど難しくありません。
しかし在宅医療では、訪問診療医、訪問看護
師、訪問薬剤師、訪問リハビリテーションの
スタッフ、訪問歯科医などは、基本的に別々
に行動し、カルテも事業所ごとに異なります。
そのため、在宅移行後も切れ目のない良質な
医療を提供するためには、病院側と在宅側の
リアルタイムな情報交換が必要です。

そこで筆者の施設では、「必要なときに・必
要な情報を・必要な人とだけ」共有できる、セ
キュリティの高い非公開型医療介護連携コ
ミュニケーションツールのメディカルケアス
テーション（MCS：Medical Care Station）を
用いています（https://about.medical-care.
net/html/）。利用料は無料で、厚生労働省の
「医療情報システムの安全管理に関するガイド
ライン」にも準拠しています。

④小児在宅医療の力〜希望とエンパワメント〜

例えば、重度の低酸素性脳症による脳死状
態となってしまった、がんの末期で余命が短い、
というように病院でできる治療が限界を迎え、
「治る」という希望がもちにくい場合もありま
す。こうしたときに、子どもたちや家族が希望
を見いだせる場所は、大切な人とともに居ら
れる場所と考えられます。

病院内に家族皆で泊まれる個室がある場合
は、病院でも実現可能ですが、長期間・大勢
で泊まれる環境はそう多くはありません。やは

り、自宅が希望を叶えるための場所になること
が多くなっています。

もし、障害や病気が治らなくても、適切に
苦痛が緩和され、人として大切にされ、大好
きな人と安心して一緒に居られる場所を提供
できたら、子どもたちやご家族はもちろん、
われわれ医療者にとっても大きな希望と力になる
ことでしょう[1,2]。在宅医療を支える仲間が少し
でも増えることを願っています。

（森　尚子）

引用文献
1）森尚子：第2章13小児の終末期 ①小児がんの場合. 岡村知直, 柏木秀行, 宮崎万友子編, Gノート増刊 2018；5（6）：135-140.
2）雨宮馨：第2章14小児の終末期 ②非がん疾患の場合. 岡村知直, 柏木秀行, 宮崎万友子編, Gノート増刊 2018；5（6）：141-146.

医療的ケアの方法
を知ろう

医療的ケアの指導を行うにあたって

① 経管栄養（経鼻胃管、経鼻腸管、胃瘻、腸瘻）

② 経静脈栄養

③ 排痰ケア（体位ドレナージ、徒手的呼気介助法）

④ 吸引（口鼻腔吸引・気管吸引）

⑤ 気管切開

⑥ 在宅酸素療法（HOT）

⑦ 在宅人工呼吸療法

⑧ 導尿

⑨ ストーマ

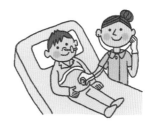

医療的ケアの指導
を行うにあたって

医療的ケア児とその家族が自宅で安心して生活するためには、家族が医療的ケアを実践できるよう、退院に向けて指導していく必要があります。
家族に指導するにあたり、まずはそれぞれのケアについて、基本的な知識・技術を理解しておきましょう。

POINT 1 家族の受け入れ状況を多職種で共有しながら指導を始める

医療的ケアが必要な子どもが退院するためには、医師、退院調整看護師、MSW、病棟看護師、リハビリテーション職のほか、多職種が子どもと家族にかかわり、準備をしていきます。このとき、多職種で、家族の退院に対する受け入れ状況を共有しながら、病棟看護師が中心となって、必要な医療的ケアの指導を始めます。

まずは、看護師の行っているケアを見てもらうとよいでしょう。また、指導を開始したあとも、医療者側からの一方的な指導とならないよう、家族の反応を確認しながら進めていくことが大切です。

参照

① 経管栄養（経鼻胃管、経鼻腸管、胃瘻、腸瘻）➡ p.48
② 経静脈栄養 ➡ p.65
③ 排痰ケア（体位ドレナージ、徒手的呼気介助法）➡ p.70
④ 吸引（口鼻腔吸引・気管吸引）➡ p.75
⑤ 気管切開 ➡ p.83
⑥ 在宅酸素療法（HOT）➡ p.88
⑦ 在宅人工呼吸療法 ➡ p.90
⑧ 導尿 ➡ p.98
⑨ ストーマ ➡ p.101

POINT 2 自宅に帰ってからの生活を考える

病院で医療的ケアの指導を行うときには、指導したケアが、退院後も自宅で同じようにできるか、病院と同じ物品が使用できるか、できない場合は、違うもので工夫できるか、また、医療機器の配置はどうするかなどを考える必要があります。

病院で働く看護師は、医療的ケア児が自宅でどのように生活しているのか、イメージがしにくいかもしれません。退院前に家族や地域の関係者と情報を共有し、指導を進めていくことが大切です。

参照

自宅で使用する物品の工夫 ➡ p.104
PART3 在宅移行支援のポイント ➡ p.108

POINT 3 指導は複数の家族に行う

　自宅で子どもの医療的ケアを継続していくため、家族は大きな労力を必要とします。そこで、1人の家族がケアを担うのではなく、複数の家族がケアを習得しておくことで、負担を分け合うことができます。また、急な出来事にも対応できるようになり、子どもが自宅で安心して過ごせる環境をつくることにつながります。

　家族が退院後も不安をもたずに医療的ケアを行えるよう、できるだけ入院中に、複数の家族にケアの指導を受けてもらえるようにはたらきかけることが大切です。

POINT 4 ほかの医療的ケア児の家族が行っている工夫を参考にする

　医療的ケアを自宅で行うときは、基本的な部分をおさえれば、子どもと家族に合わせて、さまざまな工夫が可能となります。

　退院後も負担なくケアを継続できるように、ほかの家族が実践しているケアの工夫について紹介し、参考にしてもらうのもよいでしょう。

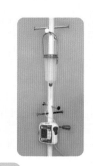

参照 ポールハンガーを使った点滴スタンド ➡ p.58

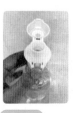

参照 吸引カテーテルに使用する容器 ➡ p.81

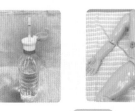

参照 タオルを使って腕を押さえる ➡ p.102

PART2は病院での実践をもとに、
自宅で行うときの方法も合わせて解説していきます。
子どもと家族の自宅での生活を考えながら指導を行っていきましょう。

（鎌田美恵子）

① 経管栄養
（経鼻胃管、経鼻腸管、胃瘻、腸瘻）

経管栄養とは、チューブを通して直接胃や腸に栄養剤を入れる方法です。医療的ケア児には、食べる・飲み込む機能に障害をもつ子どもが多くいます。胃や腸を使う利点は大きいため、胃や腸に問題がなければ、経管栄養を選択します。

適応

医療的ケア児の栄養管理を考える際は、栄養状態のアセスメントに加え、身体や活動の状況などから必要な栄養量を検討して、投与方法や栄養剤を選択します。

成長発達に必要な栄養を、安全かつ確実に摂取できるようサポートしていくことが大切です。

経管栄養が適応となる状態（表1）と利点（表2）を以下に示します。

表1 経管栄養が適応となる状態

- 意識障害や麻痺により食べる・飲み込むことが難しい場合がある
- 飲み込むことが難しく、誤嚥（誤って気管に入ってしまうこと）がある
- 食べる・飲み込むことが十分にできても、食事への意欲がない
- 口に食べ物を入れたがらない、もしくは吐き出してしまう

表2 経管栄養の利点

- 必要な栄養量を確実に入れられる
- 誤嚥などの危険性が大幅に減少する
- 胃や腸の萎縮を予防できる
- 免疫機能を維持できる
- 胆汁うっ滞を予防できる
- 腸蠕動や消化管ホルモンの分泌などの生理機能を維持できる
- 静脈栄養よりも侵襲・カテーテル感染のリスクが少ない

経管栄養の物品は、2019年12月より誤接続防止の国際規格が導入されました（図1）。本書では新規格に合わせて解説します。

図1 新規格の接続部

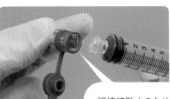

誤接続防止のため、注射器などが接続されないようにねじ込み式になり、接続部が大きく重くなった。

よくある質問・こんなときどうする？

Q 経管栄養にしたら、もう口からは食べられないの？

A 経管栄養を実施していても、状態によっては経口摂取を併用することもできます。また、成長に伴って食べる・飲み込むことができるようになり、経口摂取に移行する場合もあります。

一方で、成長に伴って、食べる・飲み込むことが難しくなる場合は、経管栄養に移行します。

経管栄養の種類

経管栄養には、①経鼻胃管栄養（NGチューブ：nasogastric tube）、②経鼻腸管栄養（EDチューブ：elemental diet tube）、③胃瘻、④腸瘻があります（図2）。

（図2）

図2 経管栄養の種類と使用物品

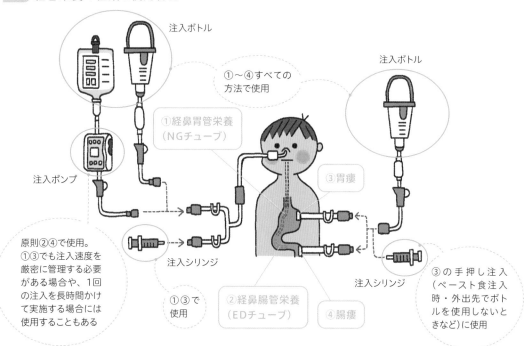

注入ボトル

①〜④すべての方法で使用

①経鼻胃管栄養（NGチューブ）

注入ボトル

注入ポンプ

③胃瘻

原則②④で使用。①③でも注入速度を厳密に管理する必要がある場合や、1回の注入を長時間かけて実施する場合には使用することもある

注入シリンジ

①③で使用

②経鼻腸管栄養（EDチューブ）

④腸瘻

注入シリンジ

③の手押し注入（ペースト食注入時・外出先でボトルを使用しないときなど）に使用

①経鼻胃管栄養（NGチューブ）

鼻からチューブを挿入して胃に留置します（図3）。鼻呼吸をしている新生児や口唇口蓋裂の場合は、口から挿入することもありますが、鼻からのほうが固定しやすいため、事故（自己）抜去のリスクが少なくなります。

図3 経鼻胃管栄養

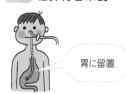

胃に留置

②経鼻腸管栄養（EDチューブ）

鼻から胃にチューブを挿入し、胃の出口である幽門を越えて、十二指腸または空腸に留置します（図4）。適応は表3のとおりです。

チューブは一般的に、内径が細い8Fr以下を用いるため、閉塞に注意が必要です。また、非常にやわらかい素材でできているため、ガイドワイヤーがないと挿入できません。医師がX線透視下で挿入するため、入れ替えには受診が必要になります。

注入にはポンプを使用し、24時間の持続注入を行うことも少なくありません。

図4 経鼻腸管栄養

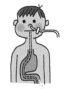

十二指腸または空腸に留置

表3 経鼻腸管栄養が適応となる状態

- 嘔吐や胃からの逆流による誤嚥のリスクが高い
- 胃管栄養では胃から腸への移行が悪く、十分な栄養吸収が難しい
- イレウスなど消化管のトラブルを起こしやすい

③胃瘻

　腹壁と胃を固定して小さな穴を開け、栄養カテーテルを留置します（図5）。胃内部のストッパーと外部の接続部分によって4種類のタイプがあり、それぞれ特徴があります（図6）。

　造設には手術が必要ですが、気管への誤挿入がなく、安全性が高い方法です。利点としては、チューブの入れ替えによる苦痛や咽頭刺激がなく、顔にチューブを固定して邪魔になることがありません。また、チューブが太いため閉塞も少なく、ミキサー食やペースト食などの流動食の注入も可能です。

　一方、図7のようなトラブルに注意が必要です。

図5　胃瘻

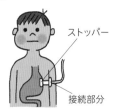

ストッパー

接続部分

> **よくある質問・こんなときどうする？**
>
> **Q** 胃瘻でないと、ミキサー食の注入はできないの？
>
> **A** 経鼻胃管でも注入することは可能ですが、10Fr以上の太いチューブが必要です。

図6　胃瘻の種類

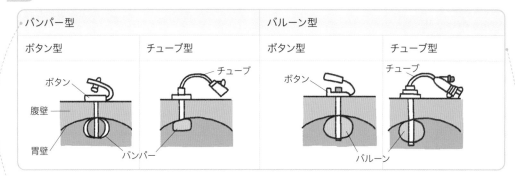

バンパー型		バルーン型	
ボタン型	チューブ型	ボタン型	チューブ型

内部（ストッパー）の形による分類

バンパー型	バルーン型
● ストッパーでカテーテルを固定する（初回の胃瘻造設時に多く使われる） ● 半年に1度受診して、専門医に交換してもらう必要がある ● 交換時に痛みや違和感、出血を伴う場合がある	● 水を使用して腸の中でバルーン（風船）を膨らませて、カテーテルを固定する ● 挿入時の負担が少なく、交換時も水を抜くだけで簡単に交換できる ● 水が蒸発して風船が縮むと抜けてしまうため、定期的な水量の確認が必要 ● バルーンの破損により抜けてしまう可能性がある ● 1〜2か月に1度、交換する必要がある

外部（接続部分）の形による分類

ボタン型	チューブ型
● 出っ張りが少ないため目立たず、邪魔にならない（在宅でよくみられる） ● 注入時は、ボタンを開けてチューブを接続する必要がある ● 誤ってカテーテルを抜いてしまうことが少ない ● カテーテル汚染が少ない	● 体外にチューブが出ているため、引っ張られて抜けてしまうリスクがある ● カテーテル内部が汚れやすい ● 注入時は、チューブを接続せずに直接カテーテルに栄養剤を注入する

図7 **小児の胃瘻の特徴とトラブル**

胃の容量が少なく、
1歳以降急速に大きくなる
↓
胃内が空気や栄養剤で満たされると
その圧で栄養剤や消化液が漏れる

啼泣する
↓
腹圧が変動する
↓
胃瘻や腸瘻の隙間からの漏れ、
皮膚炎の原因となる

乳児や医療的ケア児は
胃下垂状態の場合が多い
↓
食道との境（噴門）の
括約筋がゆるみやすい
↓
胃から食道に逆流しやすい
↓
嘔吐の原因となる

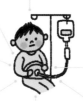

腹式呼吸の場合、腹壁が上下
運動する抱っこなどの体位の変化
↓
腹壁と胃瘻・腸瘻との間に
隙間ができる
↓
シャフトが移動し、
胃瘻・腸瘻の開口部が広がる

皮膚・腹壁が薄い
↓
カテーテルの選択が難しい
固定が難しい

うつ伏せ、お座りする
↓
腹部が圧迫される
↓
胃瘻や腸瘻からの漏れ、
逆流防止弁の不良、
バルーンの破損の原因となる

異常を訴えられない
触れてしまう
理解できない
↓
危険行動の回避ができない
自分でコントロールできない
↓
事故（自己）抜去、
物品の破損の原因となる

④腸瘻

　腹壁と腸を固定して小さな穴を開け、十二指腸または、空腸に栄養カテーテルを留置する方法です。カテーテルは、EDチューブを適切な長さに切って使用します。

　胃瘻を通して栄養カテーテルを十二指腸または空腸まで挿入する経胃瘻的十二指腸（空腸）瘻と、腹腔外から経皮的に空腸内に栄養カテーテルを挿入して腹壁に固定する空腸瘻（図8）があります。

　小児の場合、使用していた胃瘻を利用する、経胃瘻的十二指腸（空腸）瘻を選択することが多くあります。

図8 **腸瘻**

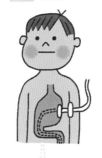

経胃瘻的
十二指腸（空腸）瘻

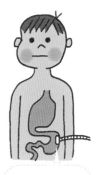

経皮的に腹壁に
固定した空腸瘻

実践と指導

① 経鼻胃管栄養（NGチューブ）

〔チューブの挿入〕

必要物品

① チューブ
② 聴診器
③ 注入用シリンジ
④ 油性マジック
⑤ 固定テープ（仮留め用を含む、必要に応じた枚数を準備する）
⑥ 潤滑剤（自宅ではワセリンやベビーオイル、水などでも可）

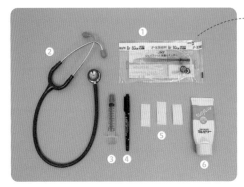

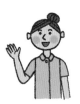

挿入前にふたを閉める

＊物品の写真は例です。施設や家庭により異なる場合があります。

病院でも自宅でも物品や手順に大きな違いはありません。
実施前に、石けんと流水による手洗いか擦式手指消毒薬による手指消毒を行い、手袋を装着します。自宅で家族が行う場合は、手袋は装着せず、手洗いまたは手指消毒のみでも構いません。

手順

1. チューブの長さを決める。

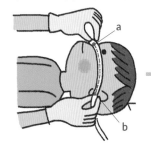 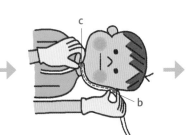 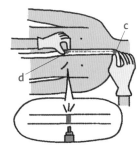

まっすぐに寝かせた状態でチューブを当て、外鼻孔（a）から外耳孔（b）を測定する。

外耳孔（b）から喉頭隆起（c）にチューブを沿わせて測定する。

喉頭隆起（c）から心窩部（d）までの長さを確かめ、マジックで印をつける。このとき、普段の長さと大きな相違がないかを確認する。

2. チューブの先端3cmのところに潤滑剤（ぬるゼリー、プロペトなど）または水を付ける。

3. チューブをスムーズに入れるために、頸部を挿入する鼻と反対側に少し傾け、やや前屈させる。

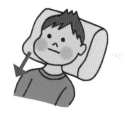 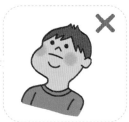

枕を入れて頸部をやや前屈させ、気管への誤挿入を防ぐ。

4. 鉛筆を持つようにチューブを持ち、子どもが飲み込むタイミングに合わせてゆっくりと鼻の奥にチューブを入れていく。

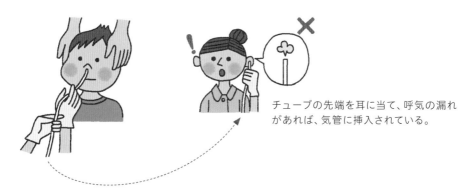

チューブの先端を耳に当て、呼気の漏れがあれば、気管に挿入されている。

5. 印をつけたところまでチューブが入ったら、頬にテープで仮留めし、口腔内のチューブの状態を確認する。

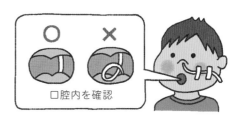

口腔内を確認

6. 口腔内のチューブの状態を確認後、注入用シリンジの内筒を引き、ミルクや胃液が引けるか、空気の有無、陰圧を確認する。

胃の内容物を吸引

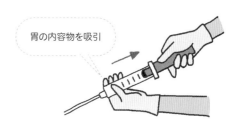

7. あらかじめ注入用シリンジに5mL程度の空気を入れておき、チューブに接続して、注入音を確認する。

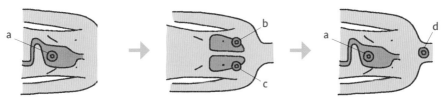

聴診器を心窩部（a：胃の位置）に当て、空気を注入すると音が聞こえることを確認する。

右肺（b）と左肺（c）の位置にも聴診器を当て、空気を注入して聴診し、左右の胸の位置では音が聞こえないことを確認する。

空気の注入音をaとdで聴き比べ、aでしっかりと注入音が聴取できるか確認する。

注意点

挿入が難しい場合	● 体動が激しい場合や、体の変形が強い場合など、チューブの挿入が難しい場合がある。子どもの特性に応じて挿入方法を工夫するほか、子どもの苦痛を最小限にし、安全に行うために、押さえる人と挿入する人の2人以上で行う
事故（自己）抜去の予防	● 栄養剤の注入中にチューブが抜けると誤嚥の危険が生じるため、こまめに観察を行う ● 注入をしていないときもチューブの先端は重いため、体動時や移動時に引っかけて抜けないように、チューブを束ねて衣服に留めておく ● 自分で抜いてしまう可能性がある場合は、手が届かない位置にチューブを固定する
チューブ交換のめやす	● 基本的には週に1回交換するが、施設によって異なる場合があるため、確認する ● 長期間留置するとチューブが硬くなり、抜けにくくなることがあるため注意する

よくある質問・こんなときどうする？

Q チューブは、どのような体位だと入れやすい？

A 安全のためにバスタオルなどで体を包み、動かないようにします。枕などを入れて、頸部を前屈させるなどの工夫をすることで、気管への誤挿入を防ぐことができます（p.52）。仰臥位では、咽頭の重みで下咽頭がつぶれて隙間がなくなり、チューブを入れにくくなります。可能であれば、座位保持で行うことが望ましいとされています。

Q チューブを気管に挿入してしまった！

A 気管に挿入した場合、チューブから呼気の漏れがあります（p.53）。また、顔色不良や、咳込み、嘔吐がある場合や、口からチューブが出てきた場合には、一度抜いて落ち着いてから入れ直します。

Q チューブと注入用シリンジをつなぐときの注意点は？

A チューブのふたを開けるときには、胃の内容物が逆流しないように、チューブを折り曲げてからシリンジを接続します。このとき、チューブを上向きにしましょう。

Q 空気の注入音が聞こえない、いつもと違う場所で聞こえる。

A チューブが胃に入っていても、体の変形が強い場合は注入音が聞き取りにくい傾向があります。あらかじめ聞き取りやすい位置を確認しておきましょう。
心窩部（p.53のa）で聞こえず、肺の位置（p.53のb、c）で聞こえる場合には、チューブが肺に入っている可能性があります。
また、p.53のdで大きく聞こえる場合は、チューブの先端が食道か気管に入っている可能性があります。この場合、左上腹部でも聞こえることがありますが、音の聞こえかたが弱く、しっかりと聞こえません。
いずれの場合も、チューブを抜いて入れ直す必要があります。

［栄養剤の注入］

必要物品

① 経管栄養ボトル
② 栄養セット
③ 栄養剤（ミルクなどは人肌程度に温めておく）
④ 白湯
⑤ 聴診器
⑥ 注入用シリンジ
⑦ タイマーまたは時計
⑧ 注入用フックまたはスタンド（自宅ではS字フックでカーテンレールやベッド柵に掛ける、ポールハンガー（p.58）を使用するなどの工夫も可能）

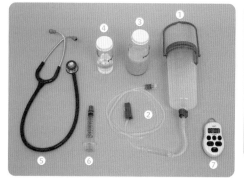
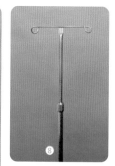

病院でも自宅においても物品や手順に大きな違いはありません。実施前に、石けんと流水による手洗いか擦式手指消毒薬による手指消毒を行い、手袋を装着します。自宅で家族が行う場合は、手袋は装着せず、手洗いまたは手指消毒のみでも構いません。

＊物品の写真は例です。施設や家庭により異なる場合があります。

手順

1. 注入することを本人に伝え、準備を始める。

2. 呼吸や腹部の状態を確認する。分泌物の貯留や咳込みがある場合は、吸引を実施して呼吸状態を整える。腹部に張りがあるときは、胃内の吸引を行う。

3. 右側臥位や上体を高くするなど、体位を整えて胃から食道への逆流を予防する。

4. チューブがテープでしっかり固定され、チューブにつけた印がずれていないことを確認する。

5. あらかじめ注入用シリンジに5mL程度の空気を入れておき、チューブに接続する。聴診器を心窩部に当て、注入音を確認する。

6. 注入用シリンジをチューブに接続し、ゆっくり吸引して、吸引できた内容物の量、性状を確認する（表4）。

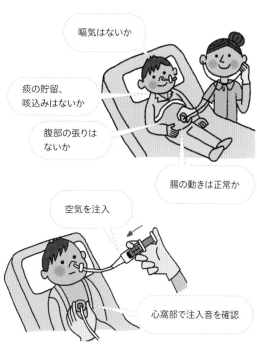

嘔気はないか

痰の貯留、咳込みはないか

腹部の張りはないか

腸の動きは正常か

空気を注入

心窩部で注入音を確認

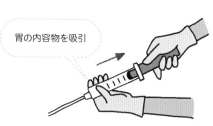

胃の内容物を吸引

表4 吸引物の状態と対応

吸引物	考えられる状態	対応
無色透明の液体	胃液	そのまま胃に戻す
栄養剤	消化機能の低下により注入物が残っている	量を確認してから戻し、注入時間の変更を検討
空気	普段から空気をたくさん飲み込んでいる	空気は嘔吐の原因になるため、すべて排出する
黄色の液体	チューブを深く挿入しすぎているか、腸の機能低下により胆汁が混入している	チューブを1～2cmほど引き抜くか、腹部が張っていないか、排便の状態を確認する。吸引物は捨て、何回も続く場合や、嘔吐が続く場合は医師に相談する
茶色	胃や腸からの古い出血が残っている	吸引物は捨て、何回も続く場合は医師に相談する
赤色	胃や腸からの出血がある	吸引物は戻さず、増強の有無を確認し、医師に連絡する

7. 経管栄養ボトルに栄養セットを取り付け、クレンメを閉じる。

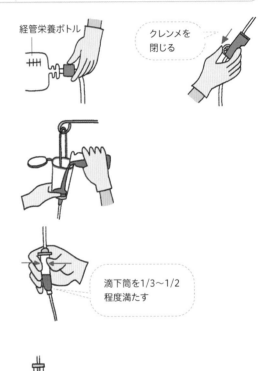

経管栄養ボトル

クレンメを閉じる

8. チューブの先端を汚染しないようにスタンドにかけ、事前に温めておいた栄養剤を経管栄養ボトルに入れる。

9. 滴下筒を押し、栄養剤を1/3～1/2程度満たしてからクレンメを開け、栄養剤をチューブの先端手前まで満たす。このとき、チューブの先端を汚染しないようにする。

滴下筒を1/3～1/2程度満たす

10. 注入物が本人のものであるか、指示内容を再度確認し、呼吸や腹部の状態、体位を整えてから、栄養セットとチューブを接続する。
チューブが引っ張られてないか、屈折していないかを確認し、周囲の環境を整える。

11. 指示どおりの速度になるようにクレンメをゆるめ、滴下筒の滴下速度を指示どおりに調節する（表5）。

クレンメを開ける

表5 注入速度の計算方法

小児の栄養セットは20滴＝1mL

1分間の滴下数＝栄養剤の量（mL）×20（滴）÷注入にかかる時間（分）
例）120mLを1時間で注入する場合
　　1分間の滴下数＝120mL×20滴÷60分
　　　　　　　　　＝40滴
　　1分間に40滴で調節するのは難しいので、秒単位で計算する
　　1秒間の滴下数＝40滴÷60秒＝約0.7滴
　　約3秒間に2滴で調節する

12. 注入中は本人の状態を観察し（表6）、不安がある場合には注入を中止する。
判断に迷う場合は一度注入を止め、姿勢を整えて落ち着くまで様子をみる。

表6 注入中の観察ポイント

滴下速度	● 速すぎると多量注入、嘔吐、高血糖の危険がある
悪心・嘔吐	● 注入物の逆流や誤嚥の危険がある
冷汗	● ダンピング症候群※が疑われる ※注入物が急速に小腸に流れ込むことで起こる。動悸、めまい、冷汗、顔面紅潮、全身倦怠感のほか、腹痛、悪心・嘔吐、下痢などがみられることがある
咳込み、喘鳴	● 注入物の逆流や誤嚥、筋緊張増強の危険がある
チューブの抜け （抜けかけ）	● 誤嚥の危険がある ➡ すぐに注入を止め、無理に入れ直さずに一度抜く。顔色や呼吸状態を確認し、落ち着くのを待ってから再挿入する。挿入時に悪心が強い場合には、時間を空けてから挿入する
努力呼吸	● 注入物の逆流や誤嚥、筋緊張増強の危険がある

> 小児の場合、わずかな体動や呼吸状態の変化により、注入速度が変わってしまうことがあります。注入開始時に適切な速度に調節しても、速くなったり、止まったりする場合や、チューブを事故（自己）抜去してしまうこともあるため、こまめな観察が必要です。

13. ボトル内の栄養剤がなくなったら、チューブの接続部まで栄養剤を流し、クレンメを閉じる。

14. 経鼻胃管からチューブを外し、チューブは詰まりを防ぐためシリンジで5mLほどの白湯をゆっくり流す。

15. コネクタ部分に付着した栄養剤はスワブや綿棒で取り除く。注入器、ボトルにはお湯を通して栄養剤を洗い流し、乾燥させる。

16. 注入後、30分〜1時間は安静にする。

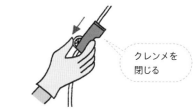

クレンメを閉じる

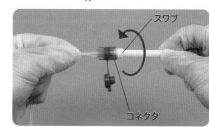

スワブ

コネクタ

よくある質問・こんなときどうする？

Q どのようなときに逆流しやすい？

A 努力呼吸（p.75）や強い喘鳴、全身の緊張が強いなどの症状がある場合、注入物が逆流しやすくなります。また、体位が崩れているときにも逆流しやすくなるため、注意が必要です。

Q 注入中に嘔吐した！

A 注入を止め、誤嚥しないように顔を横に向けます。顔色や呼吸状態、喘鳴の有無を確認し、問題がなければ注入を再開します。その際、注入速度が適切か、体位が崩れていないかを確認します。

②経鼻腸管栄養（EDチューブ）

［栄養剤の注入］

必要物品

① 経管栄養ボトル
② 栄養セット（ポンプ専用のもの）
③ 注入用シリンジ
④ 注入ポンプ
⑤ 栄養剤（ミルクなどは人肌程度に温めておく）
⑥ 白湯
⑦ 注入用フックまたはスタンド（自宅ではS字フックで
　ベッド柵に掛ける、ポールハンガーを使用するなど
　の工夫も可能だが、注入ポンプをつけられる場所を
　検討する）

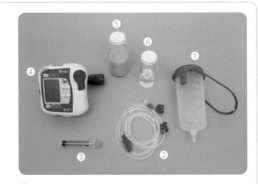

病院でも自宅においても物品や
手順に大きな違いはありません。
実施前に、石けんと流水による
手洗いか擦式手指消毒薬による
手指消毒を行い、手袋を装着し
ます。自宅で家族が行う場合は、
手袋は装着せず、手洗いまたは
手指消毒のみでも構いません。

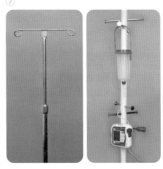

ポールハンガー
を使用した例

＊物品の写真は例です。施設や家庭により異なる場合があります。

手順

1. 注入をすることを本人に伝え、準備を始める。

2. チューブの固定と、チューブにつけた目印に変化がない
　か を確認する。

3. チューブを折らずに10mL程度の白湯を通し、開通して
　いることを確認する。

※ 以降は経鼻胃管栄養と同様（p.55）の手順で行う。

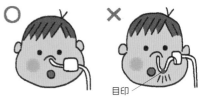

目印

チューブが抜けかけている場合はすぐ
医師に連絡する。

EDチューブは十二指腸または空腸に挿入されているため、注入開始
前の胃内容物の確認は不要です。注入時は、注入ポンプを使用し、
医師の指示どおりの速度で注入しましょう。

注意点

チューブの閉塞	● EDチューブは細く閉塞しやすいため、間欠注入の場合は、注入を始める前に必ず白湯を流して開通していることを確認する。また、注入後は白湯を流してチューブ内の栄養剤を洗い流す ● 24時間の持続注入をしている場合、1日に1回は白湯を流して閉塞がないか確認する ● 薬剤をEDチューブから投与する場合、散剤は特にチューブに詰まりやすいため、しっかりと白湯に溶いてから投与し、投与後は白湯を流す ● チューブに白湯を流すときに抵抗を感じた場合は、閉塞の可能性がある。ただし、チューブ交換はX線透視下で行う必要性があり、子どもの被ばく量を減らすためには、安易な交換は望ましくない。詰まりかけたときの対応について、あらかじめ主治医に確認しておく。再開通が難しければ医師の判断を仰ぐ ● 閉塞予防のために、注入終了後に10倍に薄めた酢を1〜2mL流す方法があるが、栄養剤が残っていると酢酸により凝固する場合があるため注意する。また、すでにこびりついた栄養剤・薬剤には効果はない
チューブの抜け （抜けかけ）	● 嘔吐や逆流の危険があるため、すぐに医師に連絡する
チューブの事故（自己）抜去	● チューブの再挿入は医師がX線透視下で行うため、抜去を防ぐことが大切 ● チューブは鼻翼と頬の2か所で固定する。耳の後ろや服の中に通すなど、子どもが引っ張ったり、間違って引っかけたりしないよう工夫する
皮膚障害	● 鼻翼に潰瘍ができると、反対の鼻腔からの再挿入が必要となる場合があるため、チューブ固定による皮膚障害を防ぐことが大切 ● 鼻翼ではテープの中央に切り込みを入れ、チューブに巻き付けるようにして固定する。頬ではチューブをテープで包み込むようにして、チューブが直接頬に当たらないようにする ● 皮膚が弱い場合は固定テープの下貼りや、皮膚保護剤を使用する
チューブの交換頻度	● 基本的に、破損や詰まりなどのトラブルがない限り交換はしない。ただし施設によって異なる場合があるため、確認しておく
下痢、腹痛、腹部膨満、悪心・嘔吐	● 注入の速度が速い、栄養剤の濃度が高い場合は、栄養剤の流入による刺激で腸の動きが亢進し、内容物が急速に通過することとなる。これにより下痢、腹痛、腹部膨満や悪心・嘔吐を生じることがある ● 栄養剤の注入には注入ポンプを使用し、医師に指示された速度・時間どおりに注入する。開始時には少量・低濃度・低速度で始め、徐々に量・速度を増やしていく

経鼻経腸栄養では、注入ポンプを使用した長時間または24時間の注入となるため、移動や行動が制限されます。そのため、ケアの時間を調整し、生活リズムを乱さないような工夫が必要になります。

よくある質問・こんなときどうする？

Q 注入中に下痢、腹部膨満、嘔吐がみられたらどうする？

A 注入速度を遅くし、栄養剤が常温であるかを確認します。また、栄養剤の浸透圧や食物繊維の有無を考慮し、栄養剤の変更を検討する場合もあります。治らない場合や症状が強い場合は、栄養剤注入を中止します。

③胃瘻

［栄養剤の注入］

必要物品

① 経管栄養ボトル
② 栄養セット
③ 栄養剤（ミルクなどは人肌程度に温めておく）
④ 白湯
⑤ 聴診器
⑥ 注入用シリンジ
⑦ タイマーまたは時計
⑧ 注入用フックまたはスタンド（自宅ではS字フックでカーテンレールやベッド柵に引っ掛ける、ポールハンガー（p.58）を使用するなどの工夫も可能）

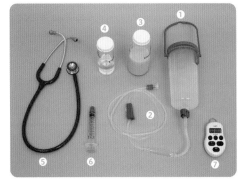
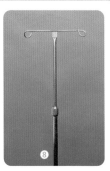

> 病院でも自宅においても物品や手順に大きな違いはありません。実施前に、石けんと流水による手洗いか擦式手指消毒薬による手指消毒を行い、手袋を装着します。自宅で家族が行う場合は、手袋は装着せず、手洗いまたは手指消毒のみでも構いません。

胃瘻キットの例

胃瘻カテーテル（バルーンボタン型）　　キットに含まれている物品

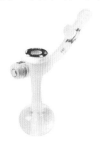
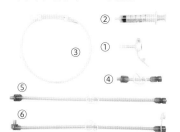

① カテーテル
② バルーン拡張器
③ ガイドワイヤー〈接続チューブ〉
④ ストレート型ショートタイプ（50mm）
⑤ ストレート型タイプ（300mm）
⑥ L型タイプ（300mm）

ジェイフィード®ペグロック
（写真提供：株式会社ジェイ・エム・エス）

＊物品の写真は例です。施設や家庭により異なる場合があります。

手順

1. 注入をすることを本人に伝え、準備を始める。

2. 呼吸や腹部の状態を確認する。分泌物の貯留や咳込みがある場合は、吸引を実施して呼吸状態を整える。腹部に張りがあるときは、胃内の吸引を行う。

3. 右側臥位や上体を高くするなど、体位を整えて胃から食道への逆流を予防する。

4. チューブの固定位置と長さ、胃瘻周囲の状態を観察する（表7）。

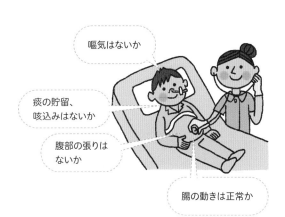

嘔気はないか

痰の貯留、咳込みはないか

腹部の張りはないか

腸の動きは正常か

表7　チューブと胃瘻周囲の観察ポイント

チューブ（チューブ型の場合）	胃瘻周囲（ボタン型、チューブ型共通）
● ストッパーが適正な位置にあるか ● 瘻孔の外に出ているチューブの長さに変化がないか	● ガーゼに汚れがないか ● ストッパーが皮膚を圧迫していないか ● チューブが抜けかかっていないか ● 皮膚の発赤がないか ● 肉芽はないか

5.（ボタン型の場合）接続チューブのクレンメとふたが閉まっていることを確認し、ボタンとチューブを接続する。

MIC-KEYバルーンボタンの例

しっかり
保持する

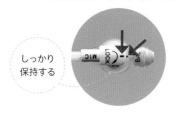

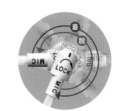

（写真提供：アバノス・メディカル・ジャパン・インク）

胃瘻ボタンと接続チューブの印を合わせて入れる。このとき、胃瘻ボタンを横から指でしっかりと保持し、ボタンが腹部を圧迫しないようにする。

接続チューブを**着**の方向に回し、接続が外れないようロックする。

※これ以降の手順は、経鼻胃管栄養と同様（p.55）

注意点

接続部の外れ、破損、抜去	● 胃瘻は衣類に隠れていることが多いため見えにくく、発見が遅れることがある
バルーン破損	● 小児では起こりやすいといわれている。無理な力が加わるとバルーンの破損の原因になるため、腹臥位などにより腹部に負担をかけないよう注意する
弁の不良	● 注入後は白湯で流し、弁の部分を細い綿棒で掃除する
皮膚障害	● 粘液や滲出液は皮膚に付着すると刺激になるためすみやかに除去し、常に清潔に保つ ● 栄養剤の漏れによる皮膚の汚染は感染の原因となるため、ガーゼや綿棒を使用して拭き取る ● 清潔ケア時には、胃瘻周辺を洗浄剤や石けんを用いて洗浄する（1日に1回行うことが望ましい）
胃瘻の交換頻度	● 頻度は胃瘻の種類や子どもの状態によって異なるため、医師の指示に従う

＊p.51「小児の胃瘻の特徴とトラブル」も参照してください。

> 胃瘻はバルーンで固定されているため、事故（自己）抜去の頻度は少ないといわれていますが、消耗品であることを忘れてはいけません。「固定されているから安心」ではなく、「予期せぬ抜去もある」ということを念頭に置き、毎日のケアを行うことが重要です。

よくある質問・こんなときどうする？

Q 胃瘻のまわりが赤く盛り上がっている！

A 胃瘻のカテーテルやボタンのシャフトの傾き・ぐらつきなどの物理的な刺激や、皮膚の炎症が持続することなどによりできる不良肉芽です。こすれたり、引っかかったりすることで出血や痛みが生じることがあります。あまり神経質になりすぎる必要はありませんが、瘻孔の拡大や、出血の持続がみられたら、医師に相談しましょう。

対策は、カテーテルのぐらつきなどの原因を除去することです。痛みや出血がなく、本人も気にならない場合は、特に処置せず固定法を工夫するなどして経過観察をします。

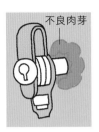

不良肉芽

Q 胃瘻（の隙間）から栄養剤が漏れて、皮膚が赤くなっている！

A 小児の胃瘻管理で最も多い問題が、漏れです。腹部膨満がある場合や、緊張が強く腹圧がかかっている場合には、栄養剤が漏れやすくなります。
そこで、腹部膨満をやわらげるために、胃内の空気を抜き、必要に応じて浣腸を実施します。緊張をやわらげるため、体位を工夫するなどの対応も大切です。
小児は成長発達により体格が大きく変化します。体重の増加に伴い皮下脂肪が増え、胃瘻ボタンが皮膚に埋もれることもあります。そのままにしておくと皮膚に摩擦や圧迫が加わり、発赤や潰瘍形成

の原因になります。
反対に、体重が減少すると胃瘻ボタンと腹壁の隙間が広がり、消化液が漏れやすくなります。
肉芽があることで漏れやすくなる場合もあるため、その場合はYガーゼを使用し、胃瘻ボタンが皮膚に当たらないようにします。また、体重の増減による隙間の変化（腹壁とシャフトの隙間に5〜10mm程度の余裕があるか）を観察して、滲出液や瘻孔周囲からの粘液などが皮膚に付着したままにならないように、清潔を保ちましょう。

Q 胃瘻が抜けてしまった！

A バルーン内の水が少なくなっている場合や、内部バンパーやバルーンが破損してしまった場合に、胃瘻が抜けてしまうことがあります。抜けたまま時間が経ってしまうと、瘻孔が狭くなり、今まで使っていたカテーテルが入らなくなることがあるため、すぐに再挿入することが望ましいです。
ただし、無理やり押し込んで腹壁と胃壁の間に誤って挿入してしまうと、胃瘻の瘻孔を損傷するため、注意が必要です。
チューブタイプの場合は、入っているカテーテルより少し細めのカテーテル（吸引カテーテルの8〜12Fr程度、ネラトンカテーテル、導尿用カテー

テルなど）を5cm程度挿入し、テープで固定して受診します。
ボタンタイプの場合は、入っていたカテーテルを再挿入し、バルーンは水で膨らまさずにテープで固定して受診します。カテーテルが入らない場合には、上記と同じ少し細めのカテーテルを挿入して受診します。
胃瘻の瘻孔が狭くなってしまっていても、ブジー※をすれば問題はありません。あらかじめ医師に、瘻孔が狭くなった場合の対処方法を確認しておきましょう。

※ブジー：カテーテルなどを挿入し、内径を拡張させること。

④腸瘻

[栄養剤の注入]

必要物品

① 経管栄養ボトル
② 栄養セット（ポンプ専用のもの）
③ 注入用シリンジ
④ 注入ポンプ
⑤ 栄養剤（ミルクなどは人肌程度に温めておく）
⑥ 白湯
⑦ 注入用フックまたはスタンド（自宅ではS字フックでカーテンレールやベッド柵に引っ掛ける、ポールハンガーを使用するなどの工夫も可能だが、ポンプをつけられる場所を検討する）

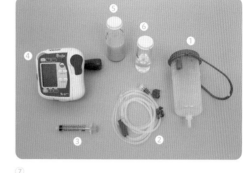

病院でも自宅においても物品や手順に大きな違いはありません。
実施前に、石けんと流水による手洗いか擦式手指消毒薬による手指消毒を行い、手袋を装着します。自宅で家族が行う場合は、手袋は装着せず、手洗いまたは手指消毒のみでも構いません。

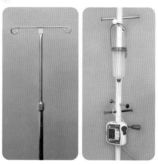

⑦

ポールハンガーを使用した例

＊物品の写真は例です。施設や家庭により異なる場合があります。

手順

1. 注入を始めることを本人に伝え、準備を始める。

2. チューブの目印がずれていないか、テープがはがれていないか、しっかり固定されているかを確認する。腸瘻チューブは抜けやすいため、より注意が必要。

3. チューブを折らずに10mL程度の白湯を通し、開通していることを確認する。

※以降は経鼻胃管栄養と同様の手順で行い（p.55）、注入ポンプを使用して、医師の指示どおりの速度で注入する。

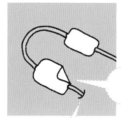

テープがはがれていないか

チューブの目印がずれていないか

注意点

チューブの閉塞	● チューブが細く、栄養剤にむらがあると詰まりやすいため、定期的に(施設により異なるが約4～6時間ごと、在宅では栄養剤を替えるタイミングで)白湯を流す ● チューブの先端で腸内細菌が増殖すると、pHが下がり栄養剤が固形化して閉塞しやすくなる ● 閉塞が疑われるときは1～2mLのシリンジで白湯を注入する。ただし、無理に流すとチューブが破損・断裂する可能性があるため注意する ● 再開通しないときはチューブを交換する。医師がX線透視下でチューブ先端の位置を確認するため、医師に連絡する
栄養剤の管理	● 細菌に汚染された栄養剤を投与すると、下痢、発熱、腹痛などの食中毒様症状が出現することがある。特に空腸瘻は胃酸の殺菌作用がはたらかないため症状が出現しやすい
チューブの交換頻度	● 交換頻度は施設により異なるため、医師に確認する

よくある質問・こんなときどうする?

Q チューブが抜けてしまった!

A そのまま放置すると、数時間で瘻孔が閉鎖してしまいます。気づいたら医師に連絡し、すみやかに受診をしましょう。
チューブは体動により抜けてしまうことや、不快感から無意識に抜いてしまうこともあります。予防として、チューブ固定時にマジックなどで目印をつけ、抜けかけていないかを確認しましょう。

Q 瘻孔のまわりが赤くなっている!

A 瘻孔の清潔を保ち、改善しない場合は、医師に相談しましょう。腸液や栄養剤の漏出、テープによるかぶれなどで、皮膚障害が起こることがあります。さらに、瘻孔の感染や慢性刺激により肉芽を形成することや、腹圧により、瘻孔から腸粘膜が翻転脱出することがあります。

Q 瘻孔から滲出液がある!

A 消毒とガーゼ交換を毎日行います。滲出液がなくなれば、シャワーや入浴が可能になるため、シャワーや入浴時に、瘻孔の周囲をお湯で洗浄します。

(丸山志帆、西田幹子)

参考文献
1) 山元恵子:経管栄養法. 山元恵子監修, 佐々木祥子編, 写真でわかる小児看護技術アドバンス. インターメディカ, 東京, 2020: 153-163.
2) 大塚周二, 小泉たみか, 星順:栄養・排泄のケア. 鈴木康之, 舟橋美寿子編, 新生児医療からの療育支援. インターメディカ, 東京, 2019:48-91.
3) 浅野みどり編:根拠と事故防止からみた小児看護技術. 医学書院, 東京, 2012:388-399.
4) 静脈経腸栄養学会:静脈経腸栄養ガイドライン. 照林社, 東京, 2013:50-60, 190-191, 215-217.
5) 倉田慶子, 樋口和郎, 麻生幸三郎編:ケアの基本がわかる重症心身障害児の看護. へるす出版, 東京, 2016:118-134.
6) 川島みどり監修:ビジュアル基礎看護技術ガイド. 照林社, 東京, 2007:139-146.
7) 前田浩利, 戸谷剛, 石渡久子:医療的ケア児・者在宅医療マニュアル. 南山堂, 東京, 2020:114-120, 144-153.
8) 高増哲也, 深津章子編:チームで実践!小児臨床栄養マニュアル. 文光堂, 東京, 2012:64-73.
9) 上野麻衣:急性期病院における経管栄養を必要とする子どもと家族への看護. 小児看護 2018;41(5):595-601.

② 経静脈栄養

小児の経静脈栄養は、成人と違い、生存のために低栄養を防ぐだけでなく、成長を支えるために必要な多くの栄養素を投与します。経腸栄養で十分な栄養を投与できない場合は、すみやかに（4〜7日以内に）中心静脈（CV：central venous）カテーテルからの経静脈栄養を開始する必要があります。

適応

　小児で経静脈栄養の適応になるのは、基本的には成人と同様に腸管が使えない、もしくは経腸栄養では十分に栄養を投与できない状態です。主な疾患は表1のとおりです。

　早期に家庭生活への復帰や就学などをめざすことも、小児の成長発達においては重要です。

表1　小児で経静脈栄養が必要となる主な疾患

- 新生児消化管疾患
  壊死性腸炎、胎便性腹膜炎、穿孔性腹膜炎、小腸閉鎖、中腸軸捻転など
- 短腸症候群
  中腸軸捻転、多発小腸閉鎖、絞扼性イレウス、Extensive aganglionosisなど
- ヒルシュスプルング病類縁疾患
  CIPO（chronic intestinal pseudo-obstruction；慢性偽性腸閉塞症）、MMIHS（megacystis-microcolon-intestinal hypoperistalsis syndrome；巨大膀胱短小結腸腸管蠕動不全症）、Hypoganglionosis
- 消化管手術周術期管理
- 重症の炎症性腸疾患
- 悪性腫瘍
- その他、経腸栄養が不十分な場合
  低出生体重児、人工呼吸管理中など

曹英樹：小児の栄養管理における静脈栄養の意義と実際. 日本静脈経腸栄養学会雑誌 2018；33（3）：831. より転載

カテーテルの挿入部位と合併症

　経静脈栄養のカテーテルは、大腿静脈、内頸静脈、鎖骨下静脈、末梢静脈から挿入します（図1）。それぞれ、起こりやすい合併症が

あるため、注意が必要です（表2）。

　使用するカテーテルの種類と特徴は、表3のとおりです。

図1 カテーテルの挿入部位

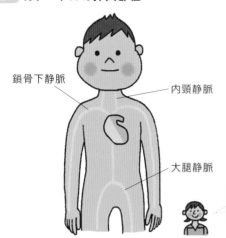

鎖骨下静脈

内頸静脈

大腿静脈

このほか、末梢静脈に挿入する場合もあります。ただし、成分によっては末梢静脈に投与できないこともあります。

表2 起こりやすい合併症

大腿静脈	静脈血栓症、カテーテル敗血症
内頸静脈	動脈損傷、カテーテル敗血症
鎖骨下静脈	気胸
末梢静脈	血栓静脈炎、挿入困難、関節の位置などにより閉塞や輸液量が一定にならないことがある

表3 カテーテルの種類と特徴

マルチルーメンカテーテル	● 中心静脈圧の測定、カテコールアミンの投与などに適する
ヒックマン™(Hickman)カテーテル ブロビアック™(Broviac)カテーテル ＊在宅では第一選択	● 長期留置を目的としたもので、抗がん薬の投与や在宅静脈栄養に適する ● Dacron cuffが皮下に繊維性に固定され、事故(自己)抜去を防ぐことができるが、挿入してから安定するまでに2〜3週間かかる ● 抜去時には皮膚を切開し、カフの周囲を十分剥離する必要がある
末梢挿入式中心静脈カテーテル(PICC：peripherally inserted central catheter)	● 上肢・下肢の静脈を穿刺して中心静脈へと挿入する ● 薬液の確実な投与に適し、合併症が少なく、病棟で処置がしやすい
ポート型カテーテル(完全皮下埋め込み式カテーテル)	● 長期留置を目的とし、血管確保の困難な慢性疾患患者や、自宅で家族が管理する場合に適する ● 皮下に埋め込んで留置するリザーバーと、留置カテーテルから構成されており、使用時はリザーバーに特殊針(ヒューバー針)を穿刺して使用する ● 穿刺を繰り返すことで皮膚の壊死を起こすことがあるので、穿刺部位をずらすなどの注意が必要

実践と指導

　自宅でも経静脈栄養を継続することが決まったら、家族が不安なく実施できるよう、右記の4点について指導しましょう。

　①〜③は個別性があるので、施設やメーカーのマニュアルに沿って指導しましょう。

　④については、以下で解説します。カテーテル感染は全身状態の悪化につながるため、感染予防として刺入部の管理が重要となります。

①輸液の準備方法

②輸液バッグやルートの交換方法

③ポンプの使用方法

④カテーテル刺入部の消毒、入浴前後の処置

カテーテル挿入部の消毒

必要物品

1. 2 消毒用綿棒（ヘキザック®アルコール綿棒、スワブスティックポビドンヨード®など、各施設で使用しているもの）
3 フィルムドレッシング材（IV3000など）
4 補強用テープ（ニチバンメッシュポア™など、子どもの皮膚にあったもので粘着力が高いものがのぞましい）
5 ごみを入れるビニール袋

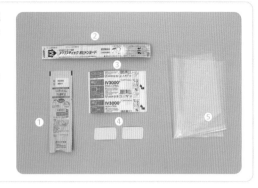

*物品の写真は例です。施設や家庭により異なる場合があります。

手順 （ブロビアック™カテーテルの場合）

1. 周囲に危険なものがなく十分な広さが確保できる場所で、本人の体位を整える。
   医療施設の場合は、病室のベッド上や処置室で実施する。

> 体位保持の場所はカテーテル挿入部によって異なりますが、刺入部に手足・髪・服が掛からないように押さえます。
> 1人で行わなくてはならない場合は、タオルで足をくるむなどの工夫をします。

2. 理解できる年齢の子どもには、今から行うことを説明し、消毒中は動かないように伝える。
   理解できない年齢の場合は、なるべく2人で実施し、1人は消毒、もう1人は体位保持をする。

3. 石けんと流水による手洗いか、擦式手指消毒薬による手指衛生を行い、手袋を装着する。自宅で家族が行う場合は、手袋は省略してもよい。

4. 消毒がしやすいよう、上半身の衣類をめくるか脱がせ、以下を確認する。

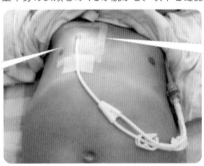

> フィルムドレッシング材が破れたり、はがれたりしていないか

> 刺入部が赤くなっていないか、出血していないか、黄色や赤みがかった分泌物が出ていないか
> →このような場合は、カテーテル感染の可能性があるため、すぐ医師に報告（自宅の場合はかかりつけ医に連絡）

5. 消毒用綿棒を開封し、フィルムドレッシング材は包装紙から出しておく。

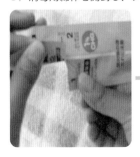
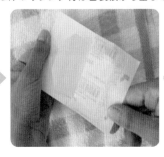
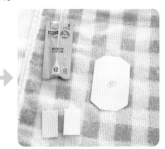

6. 貼ってあるフィルムドレッシング材を、下から上に向かってゆっくりはがす。

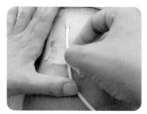

7. カテーテル根元の中心から円を描くように、内側から外側へ向かって直径7～8cm程度まで消毒する。
   一度外側までいったら、外側から内側には戻さない。

8. 消毒薬が十分に乾くまで待つ。（ヘキザックアルコールは10秒程度、ポピドンヨードは60秒程度）

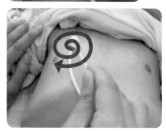

9. フィルムドレッシング材の台紙をa、bの順ではがす（bが粘着面）。

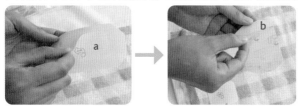

10. 消毒した部位に触れないように注意しながら、フィルムドレッシング材を貼る。

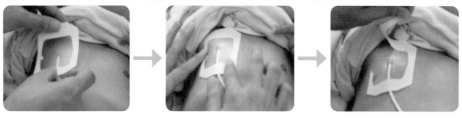

11. カテーテルをテープで固定する。

〈プロビアック™カテーテル以外の固定例〉

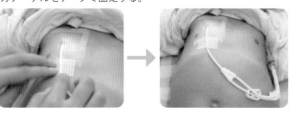

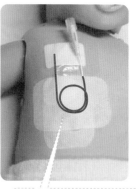

12. 衣類を整え、後片づけをする。

〈ポート針の固定例〉

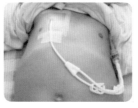

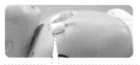

ポートの高さ、皮下組織の厚さによって、使用する針の長さ、滅菌ガーゼの挿入の必要性を検討する

カテーテルは抜けにくくなるよう、ループをつくって固定する

注意点

カテーテル関連血流感染症	● 刺入部は原則週に1回消毒する(カテーテルの使用基準に従って実施する) ● 重篤化しやすいため、感染が疑われる場合は原則としてカテーテルの抜去が必要であり、すぐ医師に連絡する(自宅ではかかりつけ医に連絡して受診する)
事故(自己)抜去	● カテーテルが抜けてきていないか確認するため、マジックなどで印をつけておき、消毒時など(病院では勤務交代時など)に適宜長さを確認する 小児では再留置が困難で全身麻酔が必要となるため、特に事故(自己)抜去やカテーテル破損に注意しましょう。 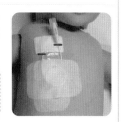
カテーテルの破損	● 屈曲させたり、クレンメできつくクランプしたりしないよう注意する
輸液の保存	● 自宅では冷蔵庫の野菜室などに保存し、他の食品と一緒にならないようにする
輸液ポンプの管理	● 故障時のために1台予備を用意しておくか、24時間対応してくれる業者の連絡先を確認しておく

よくある質問・こんなときどうする?

Q 子どもが動いてしまってケアができない!

A 安全にできるように、ほかの家族の協力を得ましょう。経静脈栄養だけでなく、ほかの場面でも家族などの協力を得ることが大切です。1人しかケアができないと、その人に何かあった場合に困ることになります。

Q フィルムドレッシング材がはがれかけている!

A 刺入部から直径5cm以上外側のはがれは、テープのまわりを補強し様子をみてください。中心部から直径5cm以内まではがれているときは、全部はがして消毒しましょう。

Q 消毒したところを子どもがさわってしまった(洋服などがついてしまった)!

A もう1度消毒をし直してください。この場合、新しい消毒薬を使用します。

Q 刺入部が赤く腫れ、分泌物が出ている!

A 感染の可能性があります。すぐに、医療機関へ連絡してください。

(小泉美紀)

参考文献

1) 中田諭編:小児クリティカルケア看護 基本と実践. 南江堂, 東京, 2011:180.

2) 日本静脈経腸栄養学会編:静脈経腸栄養ガイドライン 第3版. 照林社, 東京, 2013.

3) 東京都立小児総合医療センター退院支援マニュアル

③排痰ケア
（体位ドレナージ、徒手的呼気介助法）

排痰ケアとは、体位ドレナージや徒手的呼気介助法、また、排痰補助装置などで気道の分泌物（痰）を除去することです。

自然気道では、加湿は主に鼻腔・咽頭が担っています。一方、気管切開などの人工気道では、吸気は鼻腔・咽頭を通らず、直接気管内に入ります。そのため、自然気道と比べて分泌物が硬くなりやすいのが特徴です。

そこで、加湿により分泌物をやわらかくすることが重要となります。ここでは、適切な加湿をしたうえで、排痰を促すための方法について紹介します。

適応

　自宅で排痰ケアが必要な子どもは、十分な咳嗽ができず痰を出すのに手助けが必要な場合、気管切開している場合、気管切開していても自力で呼吸ができる場合、酸素が必要な場合、人工呼吸器が必要な場合などさまざまです。

> 排痰ケアなどの呼吸ケアは、子どもに触れることにより、快の刺激を与えることもできます。子どもが、ケアを通して心地よさを感じ、リラックスできるように実施しましょう。

体位ドレナージ

　体位ドレナージとは、痰を自力で出すことが困難な場合に、痰がたまっている部位を上にするなど、体位を調整して、重力により痰を出しやすくすることです。

必要物品

- 聴診器（自宅では手・目・耳で確認する場合もある）
- クッション、タオルなど（目的の体位と子どもの体格に合ったもの）
- 吸引セット（吸引が必要となった場合）
- バッグバルブマスク（BVM：bag valve mask）（必要時）

注意点

- いつもと違う状態であれば、発熱していないか、栄養はきちんと吸収されているか、便や尿はいつもどおり出ているかなどを確認する
- 状態によって、体位ドレナージの前または同時にネブライザー（p.73）を使用し、分泌物をやわらかくする
- 子どもの好みの体位も考慮する

手順

1. 体位変換をする前に、子どもに説明する。
   遊びの途中である場合は、いったん中止して体位を整えたら また遊びを続けられることを説明し、了承を得る。

自宅でも「ここにばい菌さんがたまってるから、こっちを向いてばい菌さんを外に出しちゃおうね」のように説明し、身体を向けている側で遊びが続けられるようにしたり、抱っこして「一緒に体操しよう」などと伝えて了承を得てから行います。

2. 聴診を行い、分泌物が貯留している部位や、換気が低下している部位を確認する。
   自宅で聴診器がない場合、胸に手を置くと呼吸に合わせて振動を感じるときは、痰の貯留を考える。ただし、粘稠な痰の場合は、触れない場合もあるため、呼吸するときの胸の上がりかたに左右差がないか確認することも大切。
   さらに痰の硬い場合は、痰が絡んだ咳が観察できる。

胸の上がりかたに左右差がある場合は、吸入などを行いつつ、上がりが悪いほうを上にします。

3. 分泌物が貯留している位置、もしくは換気が低下している部位を高くした体位に調節する。

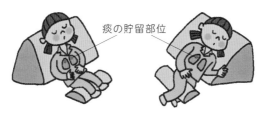

痰の貯留部位

両側肺尖区
→仰臥位で30度起こす

片側肺尖区
→側臥位で30度起こす

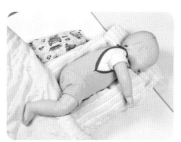

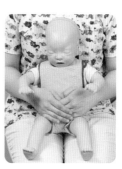

親に抱っこしてもらい、ドレナージを促す。

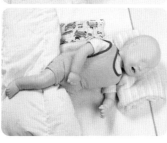

ベッド上や休息時に、タオル、クッションなどで安楽な体位をとる。
（タオルやクッションで呼吸を妨げないように注意する）

4．定期的に子どもの様子を観察しながら（表1）、
　　2時間程度で体位変換を行う。

5．体位変換後は聴診を行い呼吸状態を観察すると
　　ともに、下になり荷重がかかっている部位の皮膚
　　も観察する。

表1　体位ドレナージ中の観察ポイント

● 腹部の圧迫や横隔膜の動きを制限するなど、呼
　吸を妨げていないか
● 体の下にチューブ類、衣類のボタンなどがない
　か

徒手的呼気介助法

必要物品

● 子どもに合ったクッションや枕、タオルなど
● 聴診器

禁忌

易骨折、呼吸状態が不安定な子ども

注意点

● 不慣れな手技で徒手的呼気介助法を実施する
　と、筋緊張や啼泣による呼吸状態の悪化を招く
　ことがあるため、安易に実施せず、安全にできる
　方法を選択する
● 人工呼吸器装着中の場合は、カニューレが抜け
　ないよう、回路に注意しながら行う

手順

【学童期】

1．聴診で分泌物が貯留した部位、換気が低下した部位を確認する。
　　自宅に聴診器がないとき、
　　● 聴診器を使わずに痰がたまった音が聞こえる
　　● 手で触れて振動が感じられる
　　● 胸の上がりかたに左右差がある
　　これらの場合は、痰の貯留を考える

（右上葉の場合）

2．左側臥位にして体位を整える。

3．背部と鎖骨の下の部分に手を当てる。背部は
　　添えるだけ、胸部は包み込むようにやさしく当
　　てる。

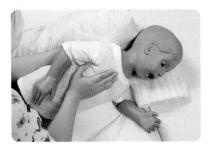

（右中葉の場合）

2．左側臥位にして体位を整える。

3．背部と肋骨弓のやや上側に手を当てる。背部は
　　添えるだけ、前側は下部胸郭を包み込むようにや
　　さしく当てる。

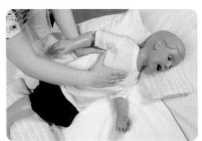

4．呼気時にやさしく圧迫し、吸気時は胸郭が広がるように、圧迫をふわっと解除する。呼吸に合わせて繰り返す。
　　明確な時間は決まっていないが、子どもが疲れない程度とし、聴診で呼吸音を確認しながら実施するとよい。

〔乳児期〕

1. 聴診で分泌物が貯留した部位、換気が低下した部位を確認する。

2. （右中葉の場合）背部、頸部をクッションや枕などでしっかり支える。

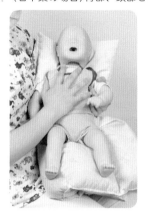
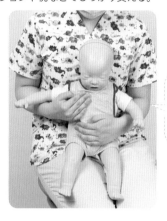

体が大きい場合は胸の前で抱いて実施してもよい。
その場合は、子どもの背部を実施者の体に密着させて安定させる

3. 腋窩を包むように、親指を背側、ほかの4本の指を前側にやさしく当てる。
（体が小さい場合は、3本の指を当てる。）

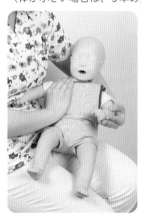
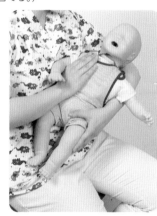

体格に応じ、横抱きで実施してもよい

4. 呼気時にやさしく圧迫し、吸気時は胸郭が広がるように、圧迫をふわっと解除する。
呼吸に合わせて繰り返す。

乳児は胸郭がやわらかいため、押しすぎないよう注意しましょう。

ネブライザーの使用

気道分泌物の粘稠度が高く喀出や吸引が困難なときに、生理食塩水をネブライザーで吸入して、分泌物をやわらかくします。

ネブライザーとは、薬剤をエアロゾルにして直接気道や肺胞に送り込む機器で、超音波ネブライザーとジェットネブライザーがあります。

自宅で使用可能な機器にはさまざまなものがあり、特徴や使用方法に違いがあります。

特に自宅では、環境や季節により気温・湿度が変わり、乾燥して湿度が低くなると、分泌物の粘稠度が高くなります。

必要物品

❶吸入器
❷ネブライザー
❸生理食塩水または医師から指示された薬剤

気管支喘息で気管攣縮が起こったときは、ネブライザーにより吸入薬を投与します。この薬剤は、気管を広げ呼吸をしやすくするもので、医師の指示があった場合に処方されます。

手順

1. 薬液をネブライザーに入れ、吸入器をセットする。

2. 吸入を開始する。薬液の噴霧がなくなったら終了。

3. 使用したネブライザーは消毒薬につけて消毒し、乾燥させる。

注意点

● 気管切開をしている場合は、必ず人工鼻を外す（人工鼻をつけたまま使用すると、湿気で目詰まりしてしまうため）
● 人工呼吸器を装着している場合は、回路の途中に接続する
● 機種によってはネブライザーが使用できないものもあるため、確認する

排痰補助装置の使用

　体位ドレナージや徒手的呼気介助法を行っても分泌物が排出できない場合、排痰補助装置を使用する場合があります。非侵襲的な排痰装置として、排痰補助装置（図1）などがあります。

　自宅では、医師が必要と判断した場合に使用します。取り扱い方法など、子どもに合った方法や留意点について説明してもらうようにしましょう。

排痰補助装置は、多くの親や支援者から導入希望があります。
しかし、医療保険上では、在宅人工呼吸器を利用している子どものみに認められます。
気管切開や吸引だけの子どもでは認められないことに注意してください。

図1 排痰補助装置の例

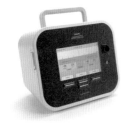

カフアシスト E70
（写真提供：株式会社フィリップス・ジャパン）

〈排痰を補助するしくみ〉

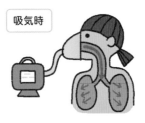
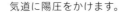
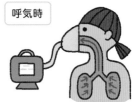

吸気時　　呼気時

気道に陽圧をかけます。　　陰圧をかけて吸引します。

（新井朋子）

④吸引

（口鼻腔吸引・気管吸引）

吸引とは、安楽な呼吸のために、気道に貯留した分泌物を除去して気道の開通を維持させることです。小児は、解剖学的特徴により分泌物の貯留で気道狭窄をきたしやすくなっています。肺炎といった呼吸器感染症などにより分泌物が多い場合や、自力での排痰が困難な場合に適応となります。呼吸仕事量の軽減、呼吸困難の緩和、ガス交換の改善を期待して行います。

┃口鼻腔吸引

吸引は以下のようなタイミングで行います。

- 努力呼吸が強くなっている（呼吸数の増加、速い呼吸、陥没呼吸、呼気延長）
- 痰が絡む、貯留が見て確認できる
- ミルクを飲む前、入浴する前
- ガス交換障害がある（SpO_2：saturation of percutaneous oxygen；経皮的動脈血酸素飽和度低下）
- むせたとき

呼吸をするとき、胸とおなかがシーソーのような動きをする場合や、吸気時に喉の部分や肋骨の間がへこんだり、鼻腔を大きく広げて呼吸する様子が見られたら、呼吸が苦しくなっているサインです。呼吸障害の重症度判定基準（表1）は、点数が上がるほど呼吸状態が悪化していることを示します。経時的に点数が上がる場合は受診が必要となります。

乳児は口腔内にたまった唾液で気道閉塞することもあるため、口腔内の観察と吸引は大切です。喉がゴロゴロしている場合は、こまめに吸引をします。

表1 呼吸障害の重症度判定基準（Silverman's retraction score）

	胸と腹の動き	肋間腔の陥没	剣状突起部の陥没	鼻腔の拡大	呼気時のうめき
0点	同時に上昇	なし	なし	なし	なし
1点	吸気時に上胸部の上昇が遅れる	やっと見える	やっと見える	軽度	聴診器で聞こえるだけ
2点	シーソー呼吸	著明	著明	著明	耳で聞こえる（聴診器なしで）

Silverman WA. Dunham's Premature Infants. 3rd ed. NY：Harper & Row；1961：144.

必要物品

① 吸引器
② 吸引カテーテル（6.5
　〜10Fr、体格に合っ
　たもの）
③ 通水用の水道水
④ アルコール綿
⑤ 擦式手指消毒薬また
　はウェットティッシュ
⑥ 聴診器
⑦ 手袋（自宅で家族が
　行う場合は省略可）
⑧ ごみ袋

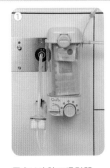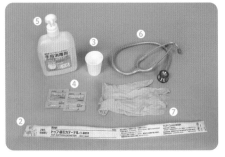

写真は病院の吸引器
（自宅では在宅用の吸引器を使用）

＊物品の写真は例です。施設や家庭により異なる場合があります。

手順

1. 必要物品をすぐに手の届く位置に準備しておく。
手際よく実施することで、子どもの苦しい時間を
少しでも短くする。吸引のセットは常にまとめて
おくとよい。
また、吸引の途中で分泌物に触れた場合などを
考慮し、ウェットティッシュや擦式手指消毒薬を
近くに置いておく。

> 実施前に、石けんと流水による手
> 洗いか擦式手指消毒薬による手
> 指消毒を行い、手袋を装着します。
> 自宅で家族が行う場合は、手袋
> は装着せず、手洗いまたは手指消
> 毒のみでも構いません。

2. 呼吸状態や鼻が詰まっていないかなどを確認す
る。分泌物の貯留が見えない場合は、聴診で確
認する。

3. 子どもに説明をしてから吸引を開始する。特に吸
引は侵襲的で、子どもにとってつらい場合もある
ため、なんの説明もなく処置をされると嫌な体験
となってしまう。

> 自宅でも、吸引を始める前に「こ
> こにばい菌さんがたまってるから
> 外に出しちゃおうね」「ちょっとつ
> らいけど、がんばろうね」のように
> 子どもに説明しましょう。

4. 吸引圧が適切か確認する（100〜180mmHg、
13〜20kPa前後）。
圧の確認と滑りをよくするために吸引カテーテル
に水を通す。

5. 挿入する長さとして、鼻から耳までをあらかじめ
測ってから、圧をかけずにカテーテルを鼻腔内に
入れる。

6. カテーテルを挿入したら少し下向きにし、図1の
矢印の方向で進める。
吸引圧をかける時間は、なるべく短くし、めやす
は5〜10秒程度とする。
吸引中は子どもの顔色などの様子を観察しなが
ら実施する（表2）。

図1 カテーテルの挿入角度

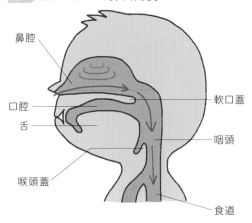

鼻腔
口腔
舌
喉頭蓋
軟口蓋
咽頭
食道

表2 吸引中の注意点

顔色	● 顔色が悪くなったらすぐに中止する	
出血	● キーゼルバッハ部は出血しやすいため注意する ● 出血がみられたらすぐに中止し、出血の状態を確認する。時間をおいてから吸引を再開し、その際には吸引圧を少し下げ、挿入の長さを短めにする ● 出血が止まらない場合は、医師に連絡する	**出血しやすい場所** キーゼルバッハ部
嘔吐	● 嘔吐を誘発しやすい場所を刺激しないよう注意する(特に予備力の小さい乳児期などには愛護的な吸引を心がける) ● 嘔吐した場合はすぐに中止し、顔が上を向いている場合は横に向けて吐物を吸引する	**嘔吐を誘発しやすい部位** 舌の付け根　咽頭後壁
分泌物の量・性状	● 分泌物の量や性状の観察をした際、普段と違う場合は体調の変化が考えられる ● 分泌物が黄色や緑色の場合は感染の可能性がある。発熱などを伴う場合は医師に相談する	自宅では、かかりつけ医に相談します。夜間、休日に診てもらえる病院を調べておくことも重要です。

7. 片方の鼻腔が終わったら、カテーテルに水道水を通し、もう一方も同様に行う。
   必ず子どもに声をかけてから実施する。

8. 鼻腔吸引が終わったら、カテーテルに水道水を通してから、アルコール綿やウェットティッシュなどで拭く。
   その後、口腔内の分泌物を吸引する。

9. 吸引が終わったら子どもに「よくがんばったね」などのねぎらいの言葉をかけ、同時に頭をなでる、抱きしめるなどスキンシップを図る。

終わったあとは必ずほめてあげましょう。吸引中も子どもに声をかけ、励ますことが大切です。

よくある質問・こんなときどうする?

Q 子どもが動いてしまい吸引ができない!

A 1人が声をかけながら体を押さえ、もう1人が吸引します。1人しかいない場合は、タオルケットやバスタオルなどで体を包むと安全に行うことができます。

気管吸引

口鼻腔吸引と同様のタイミング（p.75）のほか、以下のような場合に行います。

- 聴診で副雑音が聞こえる、呼吸音が減弱している
- 胸部の触診で、分泌物の貯留による振動が感じられる
- 胸の上りが悪く、換気量の低下が考えられる
- 体位変換の前後

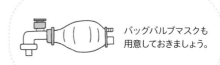
バッグバルブマスクも用意しておきましょう。

必要物品

① 吸引器
② 気管カニューレに合ったサイズの吸引カテーテル（表3）
③ 通水用の水道水
④ アルコール綿
⑤ 擦式手指消毒薬またはウェットティッシュ
⑥ 聴診器
⑦ 手袋（自宅で家族が行う場合は省略可）
⑧ ごみ袋

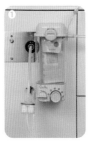
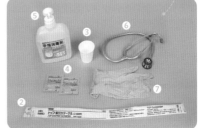

写真は病院の吸引器
（自宅では在宅用の吸引器を使用）

＊物品の写真は例です。施設や家庭により異なる場合があります。

表3 気管カニューレのサイズに合った吸引カテーテルのサイズ

気管カニューレ(mm)	2	2.5	3〜3.5	4〜4.5	5〜5.5	6〜6.5
吸引カテーテル(Fr)	4	5	6	8	10	12

手順

1. 必要物品をすぐに手に届く位置に準備しておく。手際よく実施することで、子どもの苦しい時間を少しでも短くする。吸引のセットは常にまとめておくとよい。また、吸引の途中で分泌物に触れた場合などを考慮し、ウェットティッシュや擦式手指消毒薬を近くに置いておく。

実施前に、石けんと流水による手洗いか擦式手指消毒薬による手指消毒を行い、手袋を装着します。自宅で家族が行う場合は、手袋は装着せず、手洗いまたは手指消毒のみでも構いません。

2. 視診、触診、聴診を行う。分泌物が貯留している場合、視診では、分泌物が吹き上がっていることが確認できる。触診では、胸部に触れると呼吸により分泌物が動いているのがわかる。
視診でも触診でも分泌物の貯留がない場合は、聴診で分泌物の有無を確認する。
咳嗽により分泌物が噴出していれば、触診、聴診をせずにすみやかに吸引を行う。

3. 子どもに説明し、了承を得てから吸引を開始する。特に吸引は侵襲的で、子どもにとってつらい場合もあるため、なんの説明もなく処置をされると嫌な体験となってしまう。

自宅でも「ここにばい菌さんがたまってるから、ばい菌さんを外に出しちゃおうね」のように説明し、了承を得てから行います。

PART
1
医療的ケア児のこと

PART
2
医療的ケアの方法

PART
3
退院の準備

PART
4
地域での生活

資料

4. 吸引圧が適切か（100〜180mmHg、13〜20kPa前後）、実際に圧がかかるかを確認する。

5. カテーテルを袋から取り出し、吸引ホースにカテーテルを接続する。このとき、先端が不潔にならないよう注意する。

6. カテーテルの挿入の長さを確認し（図2）、気管に入れる長さより2cm程度上を持つ。

図2 カテーテル挿入の長さ

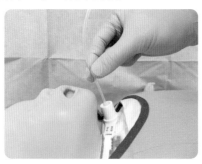
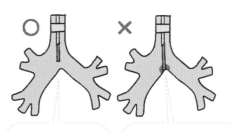

0〜2cm（指示された挿入長による）

挿入が深すぎると気管分岐部を突いてしまう

7. 人工鼻または人工呼吸器を外してから、カテーテルの根元を折り曲げて吸引圧がかからないようにし、決められた長さを気管カニューレ内に入れる。

8. 折り曲げていたカテーテルを開放し、陰圧をかけながら、こよりをつくるようにカテーテルを回しながらゆっくり引き抜く。
低酸素を防ぐため、吸引時間は一般的に5〜10秒といわれるが、子どもによってはもっと短くする必要があったり、その日の状態によって変わったりする。低酸素状態に陥らないために、可能な限り短くする。

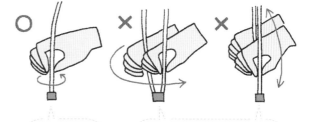

指先を使ってカテーテルを回す

手を回したり、上下に動かすと気管壁を傷つけて肉芽が生じる原因となる

9. 吸引が終わったら、子どもに「よくがんばったね」などのねぎらいの言葉をかけ、同時に頭をなでる、抱きしめるなどスキンシップを図る。

10. 人工鼻または人工呼吸器を装着し、人工呼吸器の作動確認を行う。
子どもの顔色、胸の上がりかたを観察し、聴診器で呼吸音を確認する。

1回で吸引が終わらない場合は、少し休憩し、呼吸が整ったあとに行います。

よくある質問・こんなときどうする？

Q 気管カニューレが抜けた！

A 医師から指導されたとおりに再挿入しましょう。入りづらい場合は、ワンサイズ細い気管カニューレを挿入し、それでも入らなければ119番に救急要請します（p.87）。

79

‖ 吸引カテーテルの管理

自宅では、使用したカテーテルは水洗いし、通水して瓶などの容器に保管し、1日1回交換します（表4）。

通水には瓶などの容器に入れた水道水を使用し、汚れたらそのつど交換します。

ただし、医師から指示があった場合は、蒸留水を使用することもあります。蒸留水は瓶などに小分けにしておき、8時間ごとに交換します。蒸留水は開封したら冷蔵庫に保存し、1週間以内に使用しましょう。

表4 自宅での気管吸引カテーテルの管理

カテーテルの保管と交換	● 気管吸引後のカテーテルは1日1回交換する （カテーテルのサイズが同じ場合は、気管吸引に使用した翌日に口鼻腔吸引に使用してもよい） ● カテーテルを捨てるときは、各自治体の回収方法に従う （自治体が回収していない場合や、回収に複雑な手続きが必要な場合は、ビニール袋に入れて受診時に病院に持参してもらい、病院で処分する方法も検討する）
容器の消毒	● カテーテル保管用や通水に使用する瓶は、1日1回消毒する ● 瓶がしっかり浸かる大きさの容器に次亜塩素酸ナトリウム（ミルトン® など）の消毒液をつくり、瓶が完全に浸かるようにして決められた時間浸けておく ● 消毒後は水洗いしなくてもよい

自宅でアルコール綿を使用する場合は、コストを考え、市販の個包装のアルコール綿は外出時に使用し、自宅ではつくり置きしたもの（図3）を使うという工夫もできます。

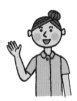

図3 つくり置きのアルコール綿

❶ カット綿（毛羽立ちにくいタイプがよい）、80％エタノール、樹脂製のタッパーまたはガラス製の密閉容器を用意する

❷ 容器を煮沸消毒する。鍋に容器を入れて隠れるまで水を入れ、菜箸またはトングも一緒に入れて沸騰させる。沸騰してから、樹脂製のタッパーは3分間、ガラスは10分間たったら、菜箸またはトングで取り出す。取り出した容器は自然乾燥させる

❸ 乾燥した容器にコットンを入れ、消毒用エタノールをひたひたより少なめ程度に注ぐ

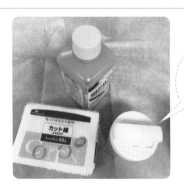

ポイント
アルコールは蒸発するため、3日間分くらいとし、たくさんつくりすぎないようにする。
また、清潔を保つため、1日に使用する分だけ小さい容器に入れておくとよい。

自宅で吸引を行っている家族が実際に使っている物品を紹介します（図4、5、6）。
みなさん、コンパクトで清潔を保てるようにしたり、100円ショップのグッズを活用してコストをおさえたりと、工夫を凝らしています。

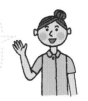

図4 自宅でカテーテルを入れる容器の例

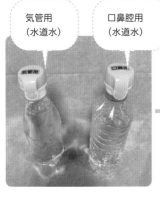

気管用（水道水）　口鼻腔用（水道水）

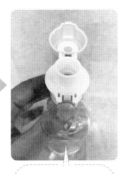

片手で開けられる

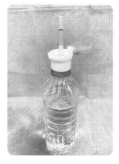

吸引カテーテルの通水に使用する水道水を入れたペットボトル。気管用と口鼻腔用を別々に用意します。

カテーテルが落ちない入口のものを使用し、カテーテルを入れて管理している例。
（ボトルに入れない場合は、タッパーなどの容器に入れるなど、状況に合わせて管理します。）

図5 外出時の吸引セットの例

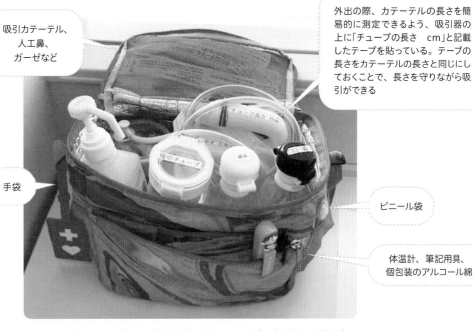

吸引カテーテル、人工鼻、ガーゼなど

手袋

外出の際、カテーテルの長さを簡易的に測定できるよう、吸引器の上に「チューブの長さ　cm」と記載したテープを貼っている。テープの長さをカテーテルの長さと同じにしておくことで、長さを守りながら吸引ができる

ビニール袋

体温計、筆記用具、個包装のアルコール綿

吸引器とバッテリー、擦式手指消毒薬、通水用の水（口鼻腔用と気管用）、吸引カテーテルを入れる容器がまとまっており、災害時の持ち出し用にもなります。

81

図6 あらかじめ指定の長さで作成した吸引カテーテル

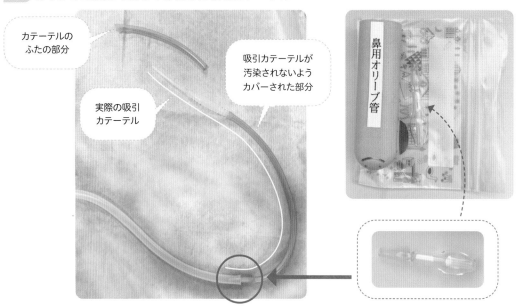

カテーテルの
ふたの部分

実際の吸引
カテーテル

吸引カテーテルが
汚染されないよう
カバーされた部分

鼻用オリーブ管

口鼻腔吸引をする場合は、口鼻腔用のカテーテルや
鼻水吸引用のオリーブ管に付け替えて吸引します。

オリーブ管は先端が丸くなっているの
で、鼻の奥まで入れることができませ
んが、粘膜を傷つける心配がありま
せん。粘膜の弱い乳幼児や未就学児
の吸引に使うことがあります。

〈使用方法〉

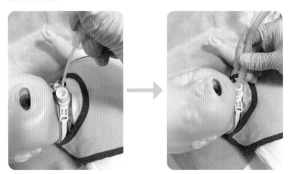

あらかじめ指定の吸引の長さで作成しておくこと
で、吸引の際にわざわざ測定しなくても、チュー
ブが出ている長さが「吸引の長さ」となります。

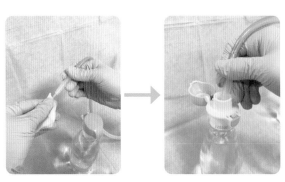

吸引後はカテーテルをアルコール綿で拭いて通水
し、ほかの容器に移し替えることなくそのまま保
管することができ、カテーテルの汚染を防ぐこと
ができます。

（新井朋子）

⑤ 気管切開

気管切開とは、呼吸をしやすくするため、あるいは分泌物を吸引しやすくするために、気管に穴を開けることです。喉頭気管分離とは、分泌物や嘔吐物が気管に入ること（誤嚥）を防ぐため、喉頭と気管を離断して、上（口側）の気管を閉鎖する手術です。下の気管は気管切開と同じように穴を開けて呼吸ができるようにします。

適応

　気管切開が必要となる病態には、神経筋疾患（筋ジストロフィーなど）、中枢性呼吸不全（先天性中枢性肺胞低換気症候群など）、肺の低形成があります。長期的な酸素投与や人工呼吸が必要な場合や、誤嚥などが原因で気管内に分泌物が貯留し気管吸引が必要な場合、上気道や気管に問題があり気道確保が必要な場合などに適応されます。

気管切開をした子どものケア

　気管切開には、単純気管切開と喉頭気管分離があります（図1）。気管切開により呼吸は安定しても、生活面に制限が生じます。また、気管切開が必要な子どもの背景はさまざまですが、成長発達や運動機能がそれぞれ違うため、管理方法は個々に合わせて対応することが必要です。

　一般的に子どもは、危険を回避する能力は十分ではなく、好奇心が旺盛でさまざまなものに触れながら成長していきます。その成長発達を妨げないようなかかわりが重要です。

図1 気管切開の種類

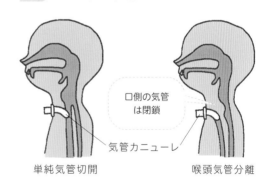

口側の気管は閉鎖

気管カニューレ

単純気管切開　　　　　喉頭気管分離

カニューレバンドの交換

　気管カニューレを固定するためには、既製品のカニューレバンドを使うことをおすすめしますが、手づくりのものやひもを使用する場合もあります。ここでは既製品のカニューレバンドを例に紹介しますが、子どもに合わせて、負担にならない方法で行いましょう。

必要物品

- 新しいカニューレバンド
- 肩枕
- 清拭用のタオルまたはウェットティッシュ
- 乾いたタオル
- 擦式手指消毒薬またはウェットティッシュ
- 軟膏（必要に応じて）と綿棒
- Yガーゼ（必要に応じて）
- ビニール袋
- 吸引に使用する物品

実施前に、石けんと流水による手洗いか擦式手指消毒薬による手指消毒を行い、手袋を装着します。自宅で家族が行う場合は、手袋は装着せず、手洗いまたは手指消毒のみでも構いません。

手順

1. 必要物品をすぐに手に取れる位置に準備する。
   実施している途中で分泌物に触れることもあるため、擦式手指消毒薬またはウェットティッシュを近くに置いておく。

2. カニューレバンドの交換で気道に刺激が加わり、むせる可能性があるため、事前に吸引を行っておく。
   吸引する前には必ず子どもに説明する。

3. カニューレバンドを交換する前に、子どもに説明する。なんの説明もなく処置をされると嫌な体験となることがある。

4. カニューレバンドの交換がしやすいよう、肩枕を入れ、頸部が見やすく安全に操作できる体位に整える
   （体格が大きく、肩枕を入れなくても頸部がよく見える場合は入れなくてよい）。

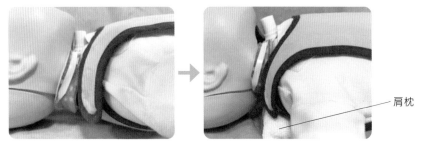

肩枕を入れる前　　　　　　　肩枕を入れて頸部を見やすくする　　　　肩枕

5. カニューレが抜けないように手で固定しながら、片方のカニューレバンドを外し、気管切開部周囲の皮膚を観察しながら清拭する。

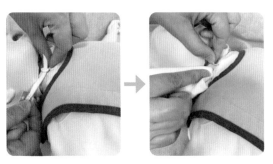

6. 外した古いカニューレバンドと新しいカニューレバンドを反対側に送り、古いカニューレバンドを外して引き抜く。

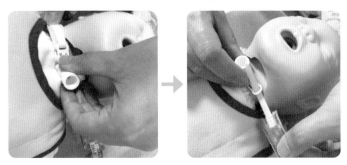

7. 反対側も観察し、清拭をしてから、新しいカニューレバンドを固定する。

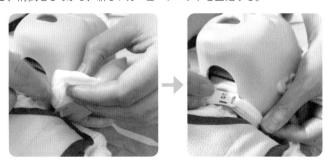

気管カニューレにガーゼを挟むと、カニューレが抜けたことに気づくのが遅れます。
そのため、できるだけ、カニューレにガーゼを挟むのはやめましょう。
例外は、気管内のトラブルを防ぐ医療的な目的の際です。その場合も、ガーゼを挟むこと自体がカニューレ抜けの原因となることに注意しましょう。

8. 新しいカニューレバンドで固定する。カニューレバンドと首の間に指1本が入る程度の締め具合にする。

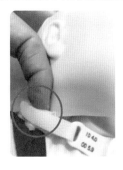

9. 終了後は子どもに終了したことを伝え、「よくがんばったね」などのねぎらいの言葉をかける。
合わせて呼吸状態や分泌物の性状の観察を行う（表1）。

表1 カニューレバンド交換時の注意点

呼吸状態、分泌物の性状	● 呼吸の状態が変わった場合、痰に血が混じるなどの異変があった場合は、すぐ医師に連絡する
皮膚障害	● カニューレの羽の部分やカニューレの上部が顎に当たると、発赤や皮膚剥離を起こす可能性があるため、ガーゼなどで圧力が加わらないようにする ● 気管切開孔の肉芽や、頸部周辺の皮膚に発赤、出血などが見られた場合は、医師に相談する

カニューレバンド交換のポイント

子どもは、じっとしていられないものです。交換中に気をまぎらわせるおもちゃやDVDを見せるなど、交換の妨げにならないものを活用し、安全に実施できるようにしましょう。

また、子どもの機嫌がよい、入浴後などのタイミングを選ぶのもよいでしょう。子どもにとって、不快や恐怖の経験にならないように心がけます。

不慣れな場合は1人ではなく、2人で行います。自宅では、訪問看護の日に実施するのもよいでしょう。

気管カニューレの固定方法

気管切開している子どもの背景はさまざまです。体動が少ない子どももいれば、体動が活発な子どももいます。気道にトラブルが起こると一気に状態が悪化しやすいため、注意が必要です。

体動が激しい場合は、たすき掛けによる気管カニューレの固定方法があり、子どもの状態に合わせて、既製品（図2）や、ひもを活用する方法などもあります（図3）。

気管カニューレが抜けないことだけに気を取られ、子どもの自由が損なわれないように注意します。

また、固定による局所への圧迫で皮膚障害が生じないように配慮し、たすき掛けの固定や体幹の固定は、呼吸を阻害しないように注意します。

図2　既製品を使用した気管カニューレの固定

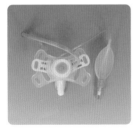

たすき掛け固定の例

ささえ™フランジ固定板（小児用）
（写真提供：泉工医科工業株式会社）

図3　ひもを使用した気管カニューレの固定

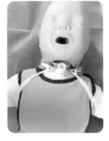 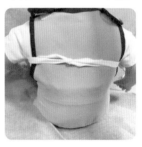

正面　　　　　　　　背面

気管カニューレの事故（自己）抜去への備え

気管カニューレの交換は、基本的に医師が行いますが、事故（自己）抜去などの緊急時に対応できるよう、日ごろから準備しておく必要があります（図4）。

退院前に、子どもが使用しているサイズのカニューレを、常にすぐ取れるベッドに近い場所に準備しておくことや、カニューレが抜けた場合、どのように換気をするか、カニューレの挿入方法について指導しておきます。

図4 医師がいない場所で気管カニューレが抜けたときの対応

気管カニューレの事故（自己）抜去

⬇

抜けた気管カニューレをそのまますぐ再挿入する
＊もし、汚れていたら、アルコール綿などで拭いてから挿入する

入らないときは、ワンサイズ細い気管カニューレがあれば挿入する

それでも入らないときは、119番に救急要請

単純気管切開の場合	喉頭気管分離の場合
バッグバルブマスクによる口鼻マスク換気を行いながら、救急隊の到着を待つ	出血をしても構わないので、とにかく再挿入する（ただし、喉頭気管分離は通常、穴が縮小しないように永久気切孔にしているため、カニューレが入りにくくなることはない）

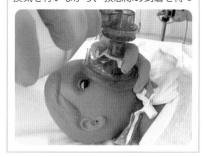

よくある質問・こんなときどうする？

注意！

Q 突然呼吸状態が悪くなった！

A 気管カニューレの詰まりを考えましょう。
突然呼吸状態が悪化したとき、吸引チューブが気管カニューレ内で入りにくいときは、カニューレの閉塞を疑います。すぐにカニューレを抜いてみましょう。抜くだけで呼吸状態が改善することがあります。そして、あわてずに新しいカニューレを入れましょう。担当の訪問看護師や訪問診療医、主治医に連絡をとり、指示を仰ぎましょう。
また、カニューレが詰まりやすい場合、多くの原因は、痰が硬いことです。対策として部屋の湿度を上げる、ネブライザーの使用頻度を上げる、投与水分量を増やす、去痰薬を使用するなどが考えられます。また、詰まる場所はカニューレ先端なので、吸引する際に、カテーテルがカニューレ先端をスムーズに通るか意識することも重要です。
どうしても詰まりやすさが改善しない場合は、カニューレの交換頻度を上げることも必要となります。主治医や訪問看護師に相談しましょう。

（新井朋子）

⑥ 在宅酸素療法（HOT）

在宅酸素療法（HOT：home oxygen therapy）は、自宅で酸素投与を行う治療法です。
酸素投与の方法には、①酸素ボンベ、②液体酸素、③酸素濃縮器を使用する方法がありますが、在宅酸素療法では酸素濃縮器を用いることが多くなっています。

適応

高度慢性呼吸不全、慢性心不全、肺高血圧症など、肺や心臓に何らかの問題があり、空気中の酸素だけでは全身への酸素供給が不足してしまう場合に適応となります。

酸素投与の方法と特徴

①酸素ボンベ

酸素ボンベには圧縮された酸素が入っています。ボンベに接続する流量計で指示量の酸素を流し使用します。

②液体酸素

設置型の液体酸素装置があり、液体の酸素を少しずつ気化させることで気体の酸素をつくり出します。子器もあり、外出時に持ち運べるようになっています。

③酸素濃縮器

空気の約80％は窒素、約20％は酸素で構成されています。酸素濃縮器は、窒素を取り除き、酸素を約90％の濃度で濃縮することができます。また、鼻カニューレを使用すると、最大7L/分の酸素を取り込むことができます（図1）。

電源があればどこでも使えますが、外出の際には電源が使用できないので、携帯用の酸素ボンベが必要になります。

図1 **在宅酸素療法のしくみ**

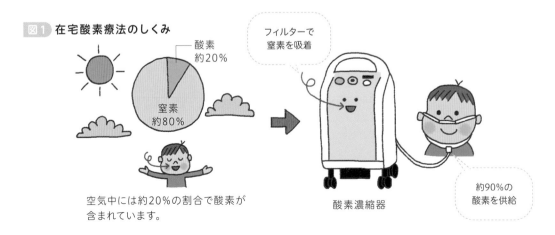

酸素
約20％

フィルターで
窒素を吸着

窒素
約80％

空気中には約20％の割合で酸素が含まれています。

酸素濃縮器

約90％の
酸素を供給

在宅酸素療法のポイント

①FiO$_2$（fraction of inspired oxygen；吸入酸素濃度）とは

FiO$_2$とは、患者さんが実際に吸っている酸素濃度のことをいいます。0.2（空気に含まれる酸素濃度約20％）〜1.0（酸素濃度100％の純酸素）で表記されます。

鼻カニューレや酸素マスクから酸素を吸うと

きには、空気も一緒に入ってきます（図2）。つまり、100％の酸素を1L流したとしても、実際に吸う酸素濃度は100％になりません。実際には、表1、表2のようになります。

図2 鼻カニューレと酸素マスクのしくみ

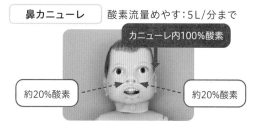

鼻カニューレ 酸素流量めやす：5L/分まで
カニューレ内100％酸素
約20％酸素　約20％酸素

酸素マスク 酸素流量めやす：5〜8L/分
約20％酸素　約20％酸素
100％酸素

表1 酸素流量と吸入酸素濃度のめやす（鼻カニューレの場合）

酸素流量（L/分）	1	2	3	4	5
FiO$_2$	0.24	0.28	0.32	0.36	0.4

表2 酸素流量と吸入酸素濃度のめやす（酸素マスクの場合）

酸素流量（L/分）	5〜6	6〜7	7〜8
FiO$_2$	0.4	0.5	0.6

鼻カニューレで5L/分の酸素を流してもSpO$_2$（経皮的動脈血酸素飽和度）が上がらず、0.4以上のFiO$_2$が必要になる場合には、酸素マスクを使用します。
酸素マスクは5〜8L/分の酸素を供給するのに適しています。

②SpO$_2$モニターについて

小児は成人と違い、年齢や発達段階により、自分で「苦しい」と訴えることは困難です。そこで、酸素療法を行うときには、体内の酸素化の状況を把握するため、SpO$_2$を示すモニターを使用します。

SpO$_2$モニターを自宅で使用すると、病院で使用しているときよりもアラーム音が大きく感じます。病院ではほかの機械のアラーム音や看護師の歩き回る音など、さまざまな音がありますが、自宅ではこうした音がないためです。

特に退院したばかりのころは、多くの家族

は不安や緊張が強く、寝る時間も惜しんで一生懸命ケアをしようとします。モニターのアラーム音が鳴るたびに、「子どもに何か起きているのではないか」と不安になったり、訪問看護師や担当医、病院へ連絡をするべきか悩んだり、精神的な負担が重なっていくことが考えられます。

そのため、モニターは夜だけ装着する、子どもの近くに人がいて観察できる場合は外すなどの調整が可能か、医師と相談しましょう。

（三浦英代）

⑦ 在宅人工呼吸療法

人工呼吸器とは、一定の圧をかけたガスを送り込んで肺を広げ、血液の酸素化と、二酸化炭素（CO_2）の排出（換気）をする機械のことです。
酸素化とは、酸素が血液内に取り込まれることで、換気とは、静脈血中の二酸化炭素が呼吸によって体の外に出されることをいいます。

適応

重症筋無力症、ギラン・バレー症候群などの神経疾患や、進行性筋ジストロフィー、先天性ミオパチー、ミトコンドリア脳筋症などの筋疾患、気管支・肺異形成、慢性閉塞性肺疾患（COPD：chronic obstructive pulmonary disease）、肺低形成といった肺疾患など

が対象となります。

いずれの場合も、全身状態が安定し、家族が在宅人工呼吸器を管理するための手技（吸引や呼吸器やSpO_2モニターの動作確認など）を習得することが必要となります。

種類と特徴

在宅人工呼吸療法には、気管切開を行う侵襲的陽圧換気療法（TPPV：tracheostomy positive pressure ventilation）と、マスクを使用する非侵襲的陽圧換気療法（NPPV：non-invasive positive pressure ventilation）があります。

よくある質問・こんなときどうする？

Q 病院の人工呼吸器と在宅の人工呼吸器の違いは？

A 病院の人工呼吸器は、圧縮空気や圧縮酸素を使用します。
一方、在宅人工呼吸器では、吸気は大気をフィルターを介して人工呼吸器内に取り込み、呼気は、呼吸器回路にある呼気弁から大気に排出します。

①侵襲的陽圧換気療法（TPPV）

　気管切開孔から挿入した気管カニューレを通じて肺に圧をかけて換気を行う方法です（図1）。

　小児の場合は、気管が細く脆弱であり、気管カニューレにより肉芽や出血などの合併症が起こりやすい点に注意が必要です。

　また、気管切開では、見た目の変化や、声を出すことができなくなってしまうなどの理由から、家族の同意を得ることが困難な場合も多くあります。その場合は、気管切開の必要性や利点について、時間をかけてていねいに説明することが重要です。

図1　TPPVのしくみ

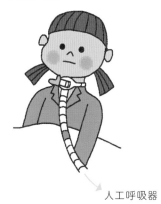

人工呼吸器

気管切開孔に人工呼吸器を装着します。

②非侵襲的陽圧換気療法（NPPV）

　気管切開をすることなく、マスク（図2）などを介して肺に圧をかけて換気を行う方法です。

　小児の場合、マスクを嫌がる、怖がる、顔が小さくマスクがフィットしづらい、皮膚が脆弱なためトラブルが起こりやすい、空気が胃に流れることで腹部が張る（換気の妨げになる）、マスクが正しく装着されない場合には窒息のリスクがある、などの欠点があります。

図2　NPPVマスクの種類

| ネーザルマスク | フルフェイスマスク | トータルフェイスマスク |

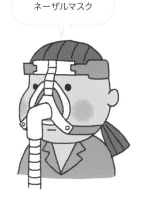 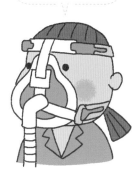 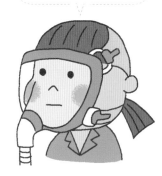

子どもの状態にあった種類のマスクを選択します。

‖人工呼吸器の換気モード

　換気モードは、人工呼吸器の作動状況を表す略語で表現されます。

　英字が並ぶと難しそう、と思いがちですが、「ぜんぶ人工呼吸器におまかせ」モード(表1)、「患者さんと人工呼吸器でがんばる」モード(表2)、「患者さんが自分で呼吸できているから人工呼吸器が少し助ける」モード(表3)、と3つに分けると理解しやすくなります。

表1 「ぜんぶ人工呼吸器におまかせ」の換気モード

換気療法	モード			換気方法
	略語	読みかた	換気様式	
TPPV	A/C (assist / control)	アシストコントロール	補助/調整換気	● 自発呼吸が見られないときは、人工呼吸器が換気を開始するタイミングを決めて換気する ● 自発呼吸が出てきたらそれに合わせて補助換気する
	PCV (pressure control ventilation)	ピーシーブイ	従圧式換気	● 患者さんが息を吸ったときに合わせて、設定した圧をかけて換気する
	VCV (volume control ventilation)	ブイシーブイ	従量式換気	● 患者さんが息を吸ったときに合わせて、設定した(空気の)量を流し換気する
NPPV	Tモード (timed)	ティーモード	予定時間モード	● 自発呼吸とは関係なく、設定された圧や呼吸回数で換気する

表2 「患者さんと人工呼吸器でがんばる」の換気モード

換気療法	モード			換気方法
	略語	読み方	換気様式	
TPPV	SIMV (synchronized intermittent mandatory ventilation)	エスアイエムブイ	同期式間欠的強制換気	● 自発呼吸に合わせて設定回数分を強制的に換気する ● 自発呼吸を感知し(トリガー)それに合わせることができる
NPPV	S/Tモード (spontaneous / timed)	エスティーモード	自発呼吸検出および予定時間モード	● 自発呼吸に合わせて圧をかけ呼吸を補助し、呼吸しなくなったら人工呼吸器が強制的に換気する

表3 「患者さんが自分で呼吸できているから人工呼吸器が少し助ける」の換気モード

換気療法	モード			換気方法
	略語	読みかた	換気様式	
TPPV	PSV (pressure support ventilation)	ピーエスブイ	圧支持換気	● 呼吸回数の設定はなく、患者さんが息を吸うタイミングを感知して設定された圧まで上がるよう補助する
	CPAP (continuous positive airway pressure)	シーパップ	持続陽圧換気	● 自発呼吸に一定の陽圧をかける ● 息を吸うときも吐くときも圧がかかることで換気しやすくなる
NPPV	Sモード (spontaneous)	エスモード	自発呼吸検出モード	● 自発呼吸に合わせて圧をかけ呼吸を補助する

在宅人工呼吸器の管理

①設置場所と電源を確認する

人工呼吸器は室内の空気を取り込む必要があるため、本体と壁の間に隙間をつくる必要があります。

また、人工呼吸器と吸引器、SpO₂モニターは近くに置き、吸引をする際にSpO₂モニターの数値が見えるよう配置すると、吸引中のSpO₂や心拍数の変化を確認できます。

ほかにも、肺に送る空気に温度と湿度を加えるための加温加湿器、場合によっては吸入器や排痰補助装置（カフアシスト）など、さまざまな機器を使用するため、これらの電源が必要となります。テレビや冷蔵庫などの家電製品とは別の電源を確保しておきます。

②加温・加湿を行う

普段私たちが吸っている空気は、鼻や口の粘膜によって吸った空気が温められ、粘膜から分泌される粘液によって湿度が保たれています。しかし、気管カニューレを気道に留置している場合は、吸気の加温・加湿機能が失われてしまいます。

また、酸素ボンベの酸素や圧縮空気は室温で乾燥しているため、加温・加湿を行わないと、低温の乾燥した酸素や空気が気道に入ることになります。低温の空気は体温を下げ、乾燥した空気は気道内分泌物を硬くします。

硬くなった分泌物は吸引がしにくく、気管カニューレの内側にこびりつくと、閉塞させる危険性があります。そのため、人工呼吸器には加温加湿器が必要となります。

> 患者さんの状況によっては、加温加湿器の代わりに人工呼吸器専用の人工鼻を使用することも可能です。外出時や災害時の電源の確保が難しい場合には大変有用なので、人工鼻を準備しておきましょう。

③回路内の結露に注意する

加温加湿器を通った吸気は冷めると結露となり、水分としてたまります。また、呼気も回路を通る際に室温で冷やされ、水滴となってウォータートラップにたまっていきます。

水滴が子どもの気管に入ると苦しくなり、咳込んでしまいます。そこで、回路にカバーをつけて室温の影響を軽減することで、回路に水滴がつきにくくすることができます。

④観察項目について確認しておく

人工呼吸器の使用中は、表4のような点を観察します。

表4　人工呼吸器使用中の観察項目

全身状態	● 訴えや表情、顔色、体温（あわせて室温や掛け物、湿度） ● 呼吸状態：呼吸数、自発呼吸の有無とその数、エア入り、副雑音の有無と聴取部位、分泌物の性状と量、胸郭の動き、SpO_2 ● 循環状態：心拍数、血圧、チアノーゼの有無、末梢冷感の有無 ● 意識レベル：視線や意思疎通の状態、刺激に対する反応はどうか
気管カニューレの状態	● 固定の位置、気管カニューレを固定しているひもがゆるんでいないか ● カフ付きを使用している場合には、カフ圧が減っていないか ● 吸引カテーテルが決められた長さだけ挿入できるか ● 予備のカニューレの準備はあるか
人工呼吸器の作動状況	● 電源は入っているか ● 設定どおりに作動しているか ● 加温・加湿はされているか（回路内に水滴がついているか） ● 回路のねじれ、破損はないか ● アラームの設定はされているか

よくある質問・こんなときどうする？

Q 吸引中はモニターを見ていればいい？

A SpO_2モニターの数値よりも、子どもの表情（楽そうなのか・苦しそうなのか）、顔色（ピンク色なのか・白いのか・いつもと比べて違いはあるか）、呼吸のしかた、呼吸回数をみることが重要です。
モニターは器械であり、器械は故障することもあります。観察眼を養っていきましょう。

⑤アラーム対応について確認しておく

アラームが鳴った場合は、すぐそばに行って表示を確認します。

SpO_2が低下している場合は、すみやかに人工呼吸器を外し、バッグバルブマスク（図3）による換気に切り替えてから、アラームが鳴った原因（図4）を検索し、対処します。その際には、DOPE（表5）の順番で確認するとよいです。

アラームが鳴った際には、大きく分けて、
①患者さんに何か問題が生じている
②人工呼吸器や回路などに問題が生じている
の2つの問題が起きていると考えられます。患者さんに起こっている問題を先に解決してから、器械の問題を検索することが大切です。

図3 バッグバルブマスクのしくみ

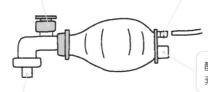

手でバッグを押した際に圧がかかりすぎないように調節する弁

酸素につなげることができる

酸素を使う際にはリザーバー（酸素をためておく袋）をつける

マスクを付けたり気管カニューレにつなげたりする

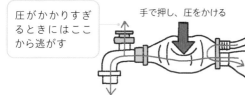

圧がかかりすぎるときにはここから逃がす

手で押し、圧をかける

酸素

患者さんへの酸素の流れ

酸素をためるリザーバー

- いざというときに使うのではなく、普段から使うようにしていると急変時や災害時にも落ち着いて使うことができます。
- 自発呼吸があるときにバッグバルブマスクを使う場合は、呼吸に合わせて、吸うときにバッグを押すようにしましょう。
※自発呼吸と合わない場合でも体に害はありません。

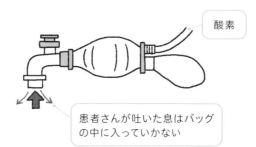

酸素

患者さんが吐いた息はバッグの中に入っていかない

バッグバルブマスクを使用しながらアラームが鳴った原因を検索するときは、バッグバルブマスクで換気する人と、呼吸器回路などを確認する人の2名で行うと安心です。

図4 人工呼吸器のアラームの原因

```
┌─────────────────────┐      ┌──────────────────────────────────────┐
│ 人工呼吸器のアラームが鳴る │ ───→ │ 患者さんに問題がある場合                │
└─────────────────────┘      │                                      │
           │                 │ 1回換気量と分時換気量それぞれに下限と上限を │
           │                 │ 設定しているとき、患者さんの呼吸状態が悪くな │
           │                 │ って設定値を下回ったり上回ったりした場合に │
           ▼                 │ は、呼吸状態が悪くなって換気アラームが鳴るこ │
┌─────────────────────┐      │ とがある                              │
│ 人工呼吸器に問題がある場合 │      └──────────────────────────────────────┘
└─────────────────────┘
```

┌──┐
│ 低圧アラーム（気道内圧の下限が設定値よりも下回るとき）   │
│   │
│ 主な原因   │
│ ● 回路の接続間違いや外れ：回路内の空気が漏れてしまい、回路内の   │
│ 　 圧が下がる   │
│ ● 回路の破損による空気漏れ：回路内の空気が漏れてしまい、回路内   │
│ 　 の圧が下がる   │
│ ● 気管カニューレのカフの異常：カフの空気が抜け、気管切開部から   │
│ 　 空気が漏れてしまい、回路内の圧が下がる   │
│ ● 気道内圧チューブ、呼気弁チューブの外れや閉塞、水の貯留   │
└──┘

┌──┐
│ 高圧アラーム（気道内圧の上限が設定よりも上回るとき）   │
│   │
│ 主な原因   │
│ ● 気道内に痰が貯留している：痰の貯留により気道内が狭くなり空気   │
│ 　 が通る際に回路内の圧が上がる   │
│ ● 回路の接続間違い：回路が正しく接続されていないことにより回路   │
│ 　 内の圧が上がる   │
│ ● 回路のねじれや圧迫：回路が正しく接続されていないことにより回   │
│ 　 路内の圧が上がる   │
│ ● 回路内に水が貯留：水の貯留により気道内が狭くなり空気が通る際   │
│ 　 に回路内の圧が上がる   │
└──┘

┌──┐
│ その他   │
│   │
│ ● 加温加湿器の水が入っていない   │
│ ● 温度が設定温度よりも高くなっている、もしくは低くなっている   │
└──┘

＊詳細は機器により異なる場合があるため、取扱説明書を確認してください。

表5 DOPE

D(displacement)： ディスプレースメント 気管カニューレ位置の異常	● 気管カニューレの位置が正しく挿入されているか観察する ● 目視で気管カニューレが抜けかかっていないかを確認し、聴診器で左右の肺へのエア入りを確認する ※もともとエア入りに左右差がある場合は、SpO$_2$低下の前後で比較する
O(obstruction)： オブストラクション 気管カニューレの閉塞	● 気管カニューレが分泌物や水で閉塞していないか確認する ● 聴診器で左右の肺へのエア入りを確認する ➡ エア入りが確認できない場合は吸引を行い、吸引された分泌物の性状を確認する ➡ 吸引チューブが決められた長さまで挿入できない場合は、気管カニューレが閉塞している可能性があり、気管カニューレの交換が必要となる
P(pneumothorax)： ニューモソラックス 気胸	● 聴診器で左右の肺へのエア入りを確認し、目視で胸郭の動きの左右差を確認する ※人工呼吸器を使用している場合、陽圧換気により気胸を起こすことがある。気胸になると換気を保つことができなくなったり、血圧が低下したりして状態が悪くなることがあるため、早急な対応が必要となる
E(equipment failure)： イクイップメント フェイリアー 人工呼吸器の不具合	● バッグバルブマスクに切り替えて換気をすると落ち着く場合には、人工呼吸器の不具合の可能性が高い ● 回路の閉塞や破損、電源やバッテリーの問題、加温・加湿の問題などによりアラームが鳴っていれば、その対応を行う

災害対策

　人工呼吸器使用中に災害が起こった場合、地震の揺れによる回路の破損、気管カニューレの抜去のほか、長時間の停電によりバッテリーが不足するなど、さまざまな問題が生じることが考えられます。日ごろから災害に備えて準備をしておくことが大切です（表6）。

表6 災害に備えて確認しておくこと

- 災害時に人工呼吸器や酸素ボンベなどを扱う業者と連絡をとる方法
- バッテリーの準備と駆動時間
- 予備の気管カニューレの準備
- バッグバルブマスクの使用方法の練習

（三浦英代）

参考文献
1) 道又元裕編：新 人工呼吸ケアのすべてがわかる本. 照林社, 東京, 2014：370-414.
2) 今中秀光：教えて！先輩 換気モードをらくらくマスター 人工呼吸器の基本. メディカ出版, 大阪, 2007.
3) 布宮伸：よくわかる！人工呼吸管理. メヂカルフレンド社, 東京, 2007.
4) 船戸正久, 高田哲編著：医療従事者と家族のための小児在宅医療支援マニュアル 改訂2版. メディカ出版, 大阪, 2010.
5) 長谷川久弥監修：小児在宅酸素療法のてびき. 帝人ファーマ, 東京, 2005.
6) 長谷川久弥, 鶴田志緒監修：小児在宅酸素療法 在宅酸素療法を始められるお子様とご家族のためのHOT入門. エア・ウオーター・メディカル, 東京, 2017.
7) 日本呼吸療法医学会, 小児在宅人工呼吸検討委員会 編：小児在宅呼吸療法マニュアル. 日本呼吸療法医学会, 大阪, 2017.

⑧ 導尿

導尿とは清潔間欠的導尿（CIC：clean intermittent catheterization）のことで、尿道にカテーテルを挿入し、尿を体外へ排出する方法です。

▍適応

　二分脊椎、脳性麻痺、脊髄損傷や外傷などにより排尿機能に障害がある場合に行います。

　排尿機能の障害により膀胱に尿が充満したままでいると、腎臓が腫れて水腎症となり、腎機能が低下する可能性があります。また、細菌の繁殖により感染を起こすこともあります。腎臓機能低下や感染を防ぐためにも、導尿を行うことが大切なのです。

▍実践と指導

必要物品

①②カテーテル（①男子用：33cm、②女子用：15cm）
③消毒綿
④潤滑剤（ヌルゼリー® など）
⑤尿を受けるビニール袋、容器またはパッドなど

病院でも自宅でも物品や手順に大きな変わりはありません。実施前には必ず手を洗います

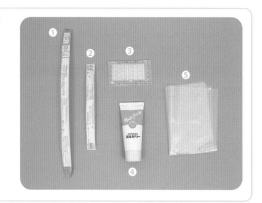

手順

1. 子どもが説明して理解できる場合は、「管を入れておしっこを出すよ」などと説明する。

2. 仰臥位などに体位を整える。寝返りなどにより動いてしまう場合は、顔の近くにおもちゃを置いたり、クッションなどで体の両側を支えたりして、仰臥位が維持できるように工夫する。

体をタオルで包むことや（p.102）、乳児用のリクライニングチェアを使用することでも寝返りを防ぐことができます。

3. 消毒綿3枚を広げ、1枚に潤滑剤を出す。

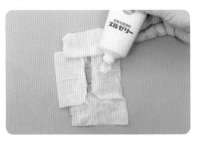

4. カテーテルの封を開け、取り出しやすいように準備する。

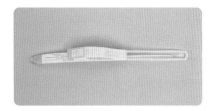

5. 利き手（カテーテルを持つ手）の親指、人差し指、中指を消毒綿で拭く。

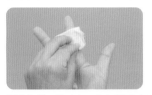

医療者が行うときは、スタンダードプリコーション（標準予防策）として手袋を装着します。自宅で家族が行う場合は、手袋は装着せず、手洗い・指の消毒のみで構いません。

指先と指の腹をしっかり消毒する。

6. 尿道口を確認し、消毒する。

〈男子〉　　　　　　　　　　〈女子〉

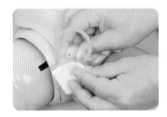

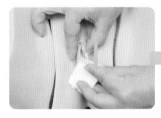

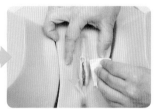

利き手と反対の手で包皮を下げ、尿道口から「の」の字を書くように中心から外側に向かって消毒する。

利き手と反対の手で陰唇を開き、尿道口の中央を上から下へ消毒する。

次に消毒綿の面を変えて尿道口の左右を上から下へ消毒する。

7. カテーテルを清潔に取り出し、先端から5〜6cmのところを利き手で持って先端に潤滑剤をつける。

8. 尿道口にカテーテルを挿入し（表1）、尿が出始めたら少しだけ奥に入れ固定する。

表1 カテーテル挿入のポイント

男子	女子
● 尿道を体と垂直にすると、カテーテルが挿入しやすい ● 陰茎がやわらかいため、しっかり指で支える ● カテーテル挿入の長さのめやすは、7〜10cm程度（発達段階による）	● 尿道口が確認しにくいため、脚をしっかり開いてもらう ● まず腟口を確認し、その上のくぼんでいるところが尿道口 ● カテーテル挿入の長さのめやすは、5〜7cm程度（発達段階による）

（男子図：尿道、陰茎）
（女子図：尿道口、腟口、肛門）

9. 尿が出てこなくなったら、ゆっくりカテーテルを抜く。

‖導尿のポイント

①回数とタイミング

子どもによって導尿の目的や1日の回数が異なります。医師に指示された回数を、日常生活の中でどのタイミングで行うか、家族と検討しましょう。

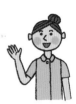

導尿に関する福祉制度についてはMSWや各自治体に相談してください。

②場所

導尿を行う場所は、ベッドなど子どもが仰臥位になることができる場所で、物品などを置くスペースが確保できると便利です。外出先では、ベッドがついている個室トイレや多目的トイレなどがよいでしょう。

保育所、幼稚園、学校では、仰臥位で行う場合は保健室、座位で行う場合はトイレなど、担任教員や養護教諭などに相談して調整しましょう。

③尿路感染症

導尿では、清潔に注意し、感染を防ぐことが重要です。

また、尿の濁りが続く、発熱がある、腰痛や背部痛がある場合は、尿路感染症の可能性があるため、医師に相談します(自宅の場合はかかりつけ医に連絡します)。

(末吉康子)

⑨ ストーマ

消化管ストーマ（人工肛門）とは、便の排泄経路を変更し、腹壁を通して外に排出する出口のことです。ストーマは粘膜でできているため赤色で、粘液により常に湿っています。神経はないため、痛みを感じることはありません。
ストーマには括約筋がないため、便意を感じることや、がまんすることができません。そのため、排泄物を体外にためる袋（ストーマ装具）を装着します。

適応

　小児では主に先天性の消化管通過障害や、新生児期の消化管穿孔に対して緊急的に造設されます（表1）。根治手術が行われるまでの一時的ストーマとなることが多いです。

表1　消化管ストーマを要する小児特有の疾患

鎖肛 直腸肛門奇形	● 排便のための孔がない（鎖肛）、または肛門の位置や形状に異常がある（直腸肛門奇形） ● 多くは出生後の視診や、腹部膨満、嘔吐、胎便排泄異常などの腸閉塞症状で発見される ● 新生児期にS状結腸や横行結腸にストーマを造設し、乳児期に肛門形成術・根治術を行う
ヒルシュスプルング病	● 腸管壁の神経節細胞が先天的に欠損し、正常な蠕動運動ができないために腸管の内容物が排泄されない ● 神経節細胞の欠損範囲により、下部直腸型、直腸S状結腸型、長節型、全結腸型、広域型に分類され、全結腸型では一時的ストーマを造設する
ヒルシュスプルング病類縁疾患	● ヒルシュスプルング病と同様に腸管の蠕動運動が障害されるが、腸管壁の神経節細胞は欠損していない ● 腸閉塞症状が生じるため、小腸にストーマを造設する ● 成長とともに神経節細胞が成熟して機能が回復する場合もあるが、多くの場合治療は困難で、永久ストーマとなる場合がある
壊死性腸炎（NEC：necrotizing enterocolitis）	● 未熟な腸管に虚血、細菌感染、経腸栄養などによる負荷が加わり、粘膜の防御機構が破綻して発症する ● 在胎週数が少なく、出生体重が小さくなるほど頻度が高い ● 内科的治療で改善が認められない場合は壊死腸管を切除し、ストーマを造設する
限局性腸穿孔（FIP：focal intestinal perforation）	● 主に超低出生体重児において、感染徴候などもなく突然発症する限局性の腸穿孔
胎便関連性腸閉塞（MRI：meconium related ileus）	● 生後24時間を過ぎても胎便が排泄されず、腹部膨満と胆汁性嘔吐を認める ● 便の排泄のため一時的にストーマを造設することがある
総排泄腔外反	● 尿生殖洞と直腸が1つの総排泄腔となり、膀胱粘膜と直腸粘膜が外反する ● 鎖肛、短結腸、恥骨結合離開、臍帯ヘルニアを伴う ● 尿道括約筋と肛門挙筋が未発達であるため、尿路と消化管のダブル永久ストーマを造設することがある
炎症性疾患	● 下部消化管の炎症改善を期待して、病変部の口側部分にストーマを造設することがある
骨盤原発の腫瘍	● 腫瘍による通過障害や、腫瘍切除により尿路や腸管の再建が不可能となった場合にストーマを造設する 　（膀胱などの場合は尿路ストーマ、腸管の場合は消化管ストーマを造設）

装具の交換

必要物品

- ストーマ装具（図1）
- 石けんまたは洗浄剤
- 微温湯（入浴する場合は必要なし）
- ビニール袋など

ストーマに関連する福祉制度について は、MSWや各自治体に相談しましょう。

図1　主な小児用装具

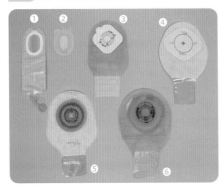

①②センシュラ® ミオ2ベビー
　特徴：注入を行うときに使用
　交換めやす：2日
③パウチキン® 小児用ワンピースロックンロール
　特徴：排泄口巻き上げ式
　交換めやす：1〜3日
④バリケア® ワンピースドレインパウチ小児用
　特徴：手術後7日以降に使用
　交換めやす：1〜3日
⑤アシュラ® キッズ1スタンダード
　特徴：手術後7日以降に使用
　交換めやす：2〜4日
⑥パウチキン® こども用ワンピースロックンロール
　特徴：排泄口巻き上げ式
　交換めやす：2〜4日

手順

1. 必要物品を用意し、皮膚保護剤やストーマ袋の口を切っておく。
   ストーマ孔は、ストーマの大きさに合わせて切っておく。

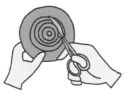

2. 装着しているストーマ装具を外す。皮膚と皮膚保護剤の間に剥離剤を使用し、やさしくはがすのがポイント。

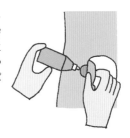

3. ストーマ周囲の皮膚を、泡立てた石けんで洗浄する。石けんはぬるま湯で洗い流す。

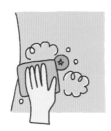

4. ストーマ周囲の水分を拭き取り、準備した装具を貼付する。
   排出口から便を出しやすい向きにし、装具をしっかり貼付させるため、2〜3分押さえておく。

装具交換中は、子どもの手がストーマに触れないように注意します。バスタオルなどを使って図2のように腕を包んでおくのもよいでしょう。

図2　子どもの手がストーマに触れないようにする工夫

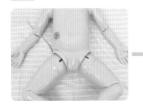

バスタオルを横向きに敷き、その中心に子どもを寝かせる。

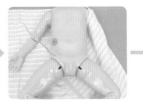

バスタオルの端で腕を覆いながら、殿部の下に入れる。

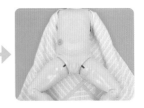

反対側も同様に行う。

排泄物の廃棄と皮膚の観察

ストーマ袋内にたまっている便は、排出口を開け廃棄します。その後は排出口についた便を拭き取ってから排出口を閉めます。排出口のかたちは装具により異なるため、家族と確認しておきましょう。

ストーマの周囲（図3）に発赤やびらんなどの皮膚障害が生じている場合は、医師に相談（自宅の場合はかかりつけ医に連絡）します。

図3 ストーマの計測とストーマ周囲皮膚の観察

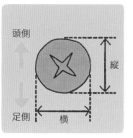

ストーマの計測：縦×横×高さ

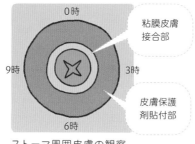

粘膜皮膚接合部

皮膚保護剤貼付部

ストーマ周囲皮膚の観察

皮膚保護剤は高温で溶解するので、日当たりのよい場所や車内には置かないようにします。

ストーマの注意点

①外出時・災害時の持ち出し品

外出時は、不意の排泄物の漏れに対応できるように、ストーマ装具やケア用品を持ち歩きましょう。

災害に備えて、ストーマ装具やケア用品を災害用持ち出し物品の中に用意しておくことも大切です。災害時は、日ごろ使用している物品が入手できるまでに時間がかかるため、2週間分をめやすに準備しておきましょう。

②ペットがいる場合

排泄物のにおいを好む動物が、遊び道具だと勘違いしてストーマやストーマ袋に噛みついてしまうことがあります。ペットがいる家庭は注意しましょう。

よくある質問・こんなときどうする？

Q 食事で気をつけることは？

A 基本的に食事制限はありません。

Q 運動しても大丈夫？

A 基本的な制限はありませんが、腹部をぶつけるような運動（柔道、プロレス、サッカーのPKなど）は避けましょう。

Q 入浴しても大丈夫？

A 装具交換の日は、ストーマ装具をはがして入浴できます。装具交換の日ではない場合は、装具を貼付したまま入浴しても構いません。

（末吉康子）

自宅で使用する物品の工夫

　医療的ケア児が、安心・安全に自宅で生活できるように、各家庭でさまざまな工夫がなされています。ここではその例を紹介します。

ボトルスタンドの代用

　経管栄養のボトルや人工呼吸器の加温加湿器用の注射用水などは、カーテンレール、突っ張り棒などにS字フックで掛けることができます。また、室内物干しに掛けてもよいでしょう（窓際は気温が上がりやすく、注入物が傷みやすくなります）。

　ベビーカーで移動するときは、突っ張り棒を結束バンドで固定し、S字フックを差し込むとボトルスタンドの代用になります。また、ベビーカー用傘スタンドなども利用できます。

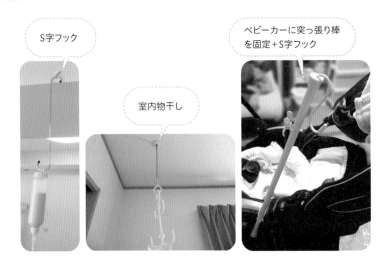

S字フック

室内物干し

ベビーカーに突っ張り棒を固定＋S字フック

人工呼吸器回路内の結露防止

　手づくりのキルト生地カバーや、梱包用の緩衝材（プチプチ）で回路を包むと、回路内の結露防止に効果的です。
　回路の種類にもよりますが、呼気弁（呼気ポート）を塞がないよう注意しましょう。

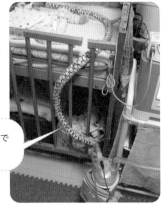

キルト生地のカバーで結露を防いでいます。

＊写真はご家族の同意を得て掲載しています。

人工呼吸器回路の固定

　人工呼吸器回路は、マジックテープ付きのベルトひもや着物の伊達締めなどを用いると、体幹にしっかり固定できます。回路が引っ張られるのを防ぐこともでき、カニューレの事故（自己）抜去防止にも役立ちます（呼気弁を塞がないように注意しましょう）。

　バギーやベッドでは、大きめの洗濯ばさみやマジックテープで回路を固定することで、ずれを防ぐことができます。

　ベッド上では、ずれを防止するための重りとして、保冷剤や100円ショップのトレーニング用ウエイト（500gくらい）、釣り用の重りなども利用できます（回路がつぶれないよう注意しましょう）。

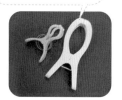

バギーやベッドへの固定に活用できる大きめの洗濯ばさみ

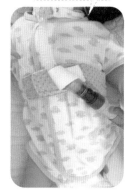

マジックテープ

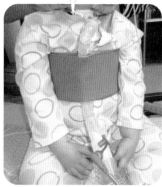

着物の伊達締め

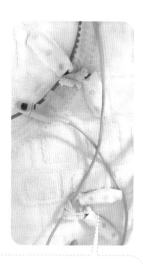

手づくりの袋の中に、釣りの重りを入れたもの。袋をひもでつなぎ、回路のまわりを1周させてずれを防いでいます。

吸引力テーテルの保管

　吸引カテーテルは1日1本とすることが多く、保管にはペットボトルがよく利用されます。100円ショップのペットボトルキャップは吸引カテーテルを入れやすく、保管にも便利です。また、片手で操作できるため、持ち運ぶ際も便利です。清潔に注意して利用しましょう。

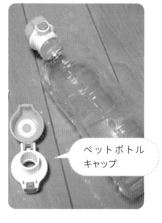

ペットボトルキャップ

低圧持続吸引の排液ボトル

　ペットボトルが使用されることが多いですが、潰れてしまうものもあります。100円ショップの瓶は潰れず、倒れにくいため利用しやすいです。

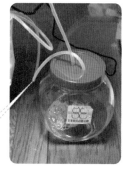

付属のチューブをシリコンチューブに変え、瓶のふたにチューブよりひと回り小さな穴を開けて差し込むと、安定した排液ボトルとなります。

（次ページにつづく）　105

チューブの事故（自己）抜去防止

　医療的ケア児では、チューブ類の事故（自己）抜去がよく見られます。経管栄養のチューブは、髪にヘアピンやゴムで固定すると抜去防止につながります。

　また、腕に筒や洗車用スポンジを通して肘関節を曲がりにくくすることで、チューブに手が届きにくくなります。筒状のお菓子の箱や、文房具のファイルを丸めたものなど、身近な生活用品も活用できます。

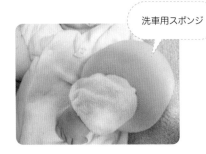

洗車用スポンジ

ケア用品の収納

　日常のケアに必要な医療機器や衛生物品は、ワゴンへの収納がおすすめです。機器類の下には滑り止めを使用すると、ずれを防止できます。載せるものの大きさや、ワゴンの耐荷重に注意しましょう。

　緊急対応用のバッグバルブマスクや予備の気管カニューレ、胃管、固定用のバンドやテープ類も、すぐに利用できるようワゴンの決まった場所に備えておくと安心です。

上段には使用頻度の高い物品や、人工呼吸器を配置します。

吸引器など水を使用するものは人工呼吸器より下に配置するとよいです。

支柱には加温加湿器や注入ポンプなどが取り付けられます。

棚の縁に高さがあると物品の転落を防止できます。

ストッパーがあるものを選びましょう。

（井上智子）

退院の準備
をしよう

在宅移行支援のポイント

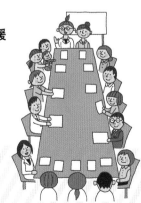

在宅移行支援のポイント

在宅移行支援とは、退院後の患者さんと家族が、安心して在宅生活を送ることができるように支援することです。

子どもの在宅移行支援における特徴として、自己決定支援だけでなく、家族への支援が大きいことがあげられます。家族の、子どもの疾患や継続して行われる医療的ケアを受け止めていく気持ちに、寄り添うことが大切です。

また、支援を充実させて、少しでも早く退院することで、子どもが家族の一員となり、成長発達していく能力を最大限に引き出すことにつながります。家族の思い描いていた「普通」から、その子にとっての「普通」を感じられるように支援するとよいでしょう。

POINT 1　専門性をもった多職種が連携して支援を行う

退院支援では、医療的ケア児にかかわる多くの専門職のあいだで、情報と方針を共有することがとても重要です。その例として、当院の体制について述べます。当院では、受診した子どもと、その家族に対するさまざまな支援を統合的かつ迅速に遂行することを理念として、「子ども家族支援部門」を設置しています（図1）。職種は、医師、医療ソーシャルワーカー（MSW）、臨床心理士、保育士、看護師、リハビリテーション職（PT・ST・OT）、管理栄養士により構成しています。さらに、医療の進歩に伴って医療的ケア児が増加している現状に対応するため、在宅診療科を新設し、専任の医師を配置しました。

これらの部門に所属する多職種が連携して、退院が難しい子どもとその家族に対し、専門性をもった支援を行っています。

図1　在宅移行支援にかかわる多職種（東京都立小児総合医療センターの場合）

子ども家族支援部門

リエゾン医師　　在宅診療科医師

NICU入院児　　退院調整　　リハビリテーション科
支援コーディネーター　看護師　　医師

医療ソーシャル　臨床心理士　理学療法士（PT）　保育士　管理栄養士
ワーカー　　　　　　　　　作業療法士（OT）
（MSW）　　　　　　　　言語聴覚士（ST）

子ども家族支援部門と院内関係職種で連携をとって支援します

子ども・家族

院内関係職種

主治医　　各診療科医師

病棟　　緩和ケア認定　歯科医師
看護師　　看護師

分教室教員　薬剤師　臨床工学技士

在宅移行支援の流れをとらえ、時期に応じた支援を行う

在宅移行支援の流れは、大きく3つの時期に分かれます（図2）。

各職種がどの時期にどのようなかかわりをしていくのか、詳細は「①在宅移行支援のプロセス」（p.110）を参照してください。

1. 入院～意思決定支援開始

子どもとその家族にどのような支援が必要なのか、今後の見通しについてアセスメントします。また、子どもと家族の抱える不安を傾聴し、医療的ケアや退院後の生活に関する情報提供などを行って、関係する職種で支えていきます。

2. 育児・医療的ケアの習得

子どもとその家族は、退院に対して前向きな気持ちを表出していても、急に不安になったり悲観的になったりするなど、不安定な状態です。家族の不安を傾聴し、共感しながら、主体的にケアができるよう、主治医や病棟スタッフと、院内の関係職種が連携して支援します。

3. 退院に向けた調整

子どもとその家族は、前向きな気持ちと悲観的な感情を繰り返しながら、徐々に退院に対するイメージが現実化していきます。支援に不足はないか、必要な医療的ケアの手技が習得できているかを確認し、退院に向けて調整を行います。

退院時には、地域の関係者も参加した退院前地域支援会議を行い、連携を図っています。

図2 在宅移行支援の流れ

	1. 入院～意思決定支援開始	2. 育児・医療的ケアの習得		3. 退院に向けた調整				
本人・家族	●医師から在宅移行の説明	●医療的ケアの習得	●院内外泊	●自宅外泊	●短期退院	退院前地域支援会議（本人・家族と地域関係者の顔合わせ）p.116		●本退院
病棟看護師	●スクリーニングシート記入、情報収集 ●退院支援計画書作成 ●カンファレンスの開催	●医療的ケアの指導（医療処置、薬剤投与、緊急対応など）		●問題点と対策の検討 ●必要に応じてカンファレンス開催 ●サマリーなどの資料作成 ●外泊時の物品の準備				●看護サマリー
医師	●本人・家族に在宅移行について意思確認と説明	●在宅医療の説明 ●各種申請書への記入および作成 ●在宅移行を意識した医療的ケア内容の調整		●本人・家族へ退院前説明 ●訪問診療医や地域の主治医への情報提供書作成				●関係全医療機関への連絡と情報提供書作成 ●退院時提供在宅物品指示 ●次回外来設定
退院調整看護師	●スクリーニングシート確認 ●退院支援計画書のサイン ●退院支援カンファレンスの招集	●本人・家族との面談 ●訪問看護ステーション（訪問リハビリテーション）の紹介 ●医療機器の情報提供と業者の紹介 ●外泊・短期退院の日程調整		●かかりつけ医、訪問診療医、訪問看護ステーションへの情報提供 ●訪問看護師訪問日の日程調整 ●退院前地域支援会議の招集				●必要な医療機器や衛生材料、日常生活用具の準備
MSW	●必要な社会資源について情報提供し、活用の有無を確認 ●手帳などの申請	●本人・家族との面談 ●社会資源の紹介とコーディネート ●訪問診療医の依頼と連携 ●自治体・福祉施設等支援者との連絡・連携		●退院前自宅訪問 ●退院前地域支援会議の招集 自宅外泊や短期退院の前に行うことも増えています				●必要な医療機器や衛生材料、日常生活用具の準備
地域	【地域医療関連】 ●訪問診療医、かかりつけ医 ●療育施設 ●訪問看護、訪問リハビリテーション ●訪問薬剤師、訪問歯科　など	【地域支援関連】 ●自治体担当者、子ども家庭支援センター職員 ●保健師 ●ヘルパー、相談支援専門員　など		●退院前地域支援会議に関係者が参加				

※ 表中の縦帯：退院支援カンファレンス（基本情報の共有 p.110）／退院支援カンファレンス（現状や方向性の確認 p.112）

（松島文江）

① 在宅移行支援のプロセス

円滑な在宅移行支援を行うためには、入院早期から、多職種による介入が必要となります。

在宅移行支援を行うことで算定が可能となる「入退院支援加算」*においても、入院早期から多職種が介入することによって、円滑な支援をめざすものとされています。

ここでは、前項で示した在宅移行支援の流れ（p.109）に沿って、各プロセスで、どのような職種が、どのような介入を行うか、解説していきます。

1. 入院〜意思決定支援開始

①スクリーニング 病棟看護師

　日帰り入院を除くすべての入院患者さんを対象として、入院後7日以内に、退院困難な要因についてアセスメントを行います。その際には、「退院支援スクリーニングシート」を使用し、退院支援が必要な患者さんを抽出して、退院支援計画書を作成します。

②情報収集 病棟看護師

　在宅移行支援においては、患者さんの全体像を把握するための情報収集は不可欠です。医療的ケア児の情報収集では、医療的ケアの状況をふまえ、退院後の療養生活をイメージしながら行うことで、漏れのない支援につながります。また、家族の医療的ケアの受容度、子どもへの思いや今後の希望などを話してもらえるように、関係性を築くことも大切です。

③退院支援カンファレンス（基本情報の共有） 医師 病棟看護師 退院調整看護師 MSW

　集めた情報は多職種による退院支援カンファレンスで共有します。カンファレンスには主治医、病棟の受け持ち看護師、退院調整看護師、MSWが参加し、現状と今後の方向性や、それぞれの役割分担について確認します。

※入退院支援加算：患者さんが安心・納得して退院し、早期に住み慣れた地域で療養や生活を継続できるように、施設間での連携を推進したうえで、入院早期より退院困難な要因を有する患者さんを抽出し、入退院支援を実施することを評価するもの。

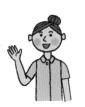

多職種によるカンファレンスは、一貫した在宅移行支援を行っていくうえで重要です。
異なる職種が、退院というひとつの目標に向かって、現状や進捗状況を確認・共有することによって、不足している点を補うことや、漏れのない支援につながります。
定期的なカンファレンスのほかにも、必要に応じて実施していきます。

④医療的ケアの必要性の説明
医師　病棟看護師

たとえば、子どもに気管切開などの医療処置を行うことを家族が受け入れられないこともあります。そうした場合は、主治医から、なぜ必要なのか、病状や解剖生理などをくわしく説明することに加え、在宅での生活がわかるよう、繰り返し説明し、理解してもらうことが重要です。当院では、在宅診療科医師がその役割を担うこともあります。

⑤退院後の生活に関する情報提供
退院調整看護師　MSW

退院調整看護師は、在宅での生活イメージができるように写真や実際の物品を紹介し説明します。ピアサポート※の紹介や、同じような疾患で医療的ケアを行っている子どもと家族を紹介することもあります。
また、必要時には、MSWが経済的援助（医療費助成制度や各種手当）について紹介します（p.127）。

⑥不安の傾聴
病棟看護師　退院調整看護師　MSW　臨床心理士

在宅移行支援の中で、家族への意思決定支援は非常に重要です。特に、子どもの状態やADLが入院前と異なる場合は、家族の受容に時間がかかり、退院への不安も大きくなります。そのため、家族の不安を傾聴し、慎重にアセスメントを行う必要があります。

家族の話を傾聴することで、どんな不安を抱いているのかを把握することができます。不安の内容によって、指導内容の見直しや、地域サービスの調整などにつなげていきます。

多くの家族は、退院に対して「漠然とした不安」を抱いています。そのため、支援者は退院後の生活を家族と一緒にイメージし、1つ1つていねいに確認を行う必要があります。これにより、「漠然とした不安」が、何に対する不安なのかが明らかになることもあります。

また、医療的ケア児の家族に特有の不安としては、退院後の生活に対するものだけではなく、きょうだいのことや、「将来この子は歩けるようになるのだろうか」など、成長・発達に対する将来的な不安も尽きません。これらの不安は、子どもの成長・発達段階や、子どもを取り巻く環境においても、日々変化していきます。

（ウィルソン三千絵、松島文江）

※ピアサポート：同じような立場の人によるサポート。

‖2. 育児・医療的ケアの習得

①医療的ケアの指導

 医師 病棟看護師 退院調整看護師

　退院後も継続的に介護や医療的ケアが必要となる場合は、主治医をはじめ病棟看護師や認定看護師などが、家族に対して手技を中心とした指導を行います。

　このとき、退院調整看護師は、子どもや家族の話を傾聴し、病棟看護師と情報を共有するほか、必要時は助言や修正も行います。また、医療的ケアの重症度が高いほど主介護者にかかる負担も大きいため、家庭内のキーパーソンや、協力者の有無を確認します。手技の指導は家庭内で協力してできるように、2人以上に行うことを推奨します。

②地域の関連機関との調整

 退院調整看護師 病棟看護師 地域

　退院調整看護師は、医療的ケアの内容や指導の進捗状況などの全体像を把握し、退院後も継続支援が受けられるよう、地域の関係機関に情報を共有します。

　たとえば、入浴や移動の方法などについては、自宅での方法を病棟看護師や家族と一緒に、在宅生活に沿った目線で検討します。その指導内容を訪問看護ステーションに伝えるなど、地域につながるように努めます。

③退院支援カンファレンス（現状や方向性の確認）

 病棟看護師 医師 退院調整看護師 MSW

　多職種カンファレンスにより、育児・医療的ケアの手技習得状況、退院時期のめやす、訪問看護や訪問診療の介入の有無について話し合います。ケースによっては頻繁に実施します。

　必要時はリハビリテーション科、栄養科、薬剤科なども参加し、現状や方向性の確認を主に行います。

④地域医療サービスの確認と手配

 MSW 退院調整看護師

　医療的ケア児と家族が地域で安心・安全に暮らすためには、地域医療サービスにつながる必要があります。そのため、退院予定である居住地の地域医療サービスについて、情報収集を行います。その際には、居住地区の保健師や相談支援専門員などに問い合わせることもあります。

　地域医療サービスは、主に、訪問看護ステーションや訪問診療などの導入を検討します。

【訪問看護】

　地域によって、小児を受け入れている訪問看護ステーションが限られている場合があります。新規に支援を依頼する際には、以下の点を考慮しましょう。

❶本人・家族の希望内容や利用日数

❷自宅へのアクセス

❸訪問看護ステーションの特色

❹リハビリテーションの有無

【訪問診療】

　主に人工呼吸器など高度な医療的ケアを要する子どもや、寝たきりで頻繁な通院が困難な子どもに対して、地域のかかりつけ医が訪問し、診療を行います。小児の訪問診療は、いまだ少ないのが現状です。

　居住地の保健師へ問い合わせるか、利用する訪問看護ステーションと連携しているクリニックを紹介してもらうこともあります。

⑤療養環境の確認（聴取、退院前訪問）

病棟看護師　MSW　退院調整看護師

　子どもが退院後どのような環境の自宅に帰り、生活を行うのかを事前に把握することも重要です。特に、寝たきりや高度な医療的ケアを要する場合は、複数の医療機器を使用し長時間同一場所で過ごすことも多くなります。そのため、医療機器やベッドの配置など、環境が安全・安楽である必要があります。

　そこで当院では、事前の情報収集として自宅の間取りなどを聴取するとともに、自宅への退院前訪問を実施しています。訪問時にはチェックリスト（表1）を用いながら、必要な医療的ケアや療育環境について、在宅生活の目線から確認を行います。

⑥院内外泊

病棟看護師

　当院では自宅への試験外泊の前に、家族が子どもと一緒に院内で夜間を過ごす試みも行っています。家族が病棟の個室で子どもと24時間過ごし、主体的に一連の医療的ケアや育児を行います。

　院内外泊は自宅での生活を想定して行うため、吸引器やモニターなどの医療機器も自宅と同じものを使用し、できるかぎり自宅の環境に近づけるため、スタッフも必要時以外の訪室は行いません（モニターはセントラルモニターと自宅のモニターの両方を装着し、子どもの安全を確認しています）。

　家族は院内外泊を通して子どもと24時間過ごすことで、日中の面会中には気がつかなかった問題点に気づくことがあります。

　また、自宅への移動方法についても検討を行い、ベビーカーや車への移乗、車中での過ごし方の練習を行うこともあります。

　その後、実際の外泊・退院と進めていきます。外泊中、訪問看護ステーションが介入する場合には、訪問看護指示書を発行します。

　また、高度な医療機器を使用している場合は、関連業者に、自宅での医療機器の設置や作動確認などを依頼します。

表1 家庭訪問・環境整備チェックリスト

住居	玄関	居室
□集合住宅　　階 □一戸建て	□入口の広さ □エレベーターの有無 □玄関までの段差の有無	□玄関からの段差の有無 □障害物の有無 □夜間寝室までの移動の有無 □夜間は誰と寝るか

寝具の種類	ベッドの配置	ベッドまわりの環境
□ベビーベッド □介護ベッド □ふとん	□居間やキッチンから様子が見えるか □窓の位置（冷気の侵入防止） **室温調整** □冷暖房が直接当たらない □湿度調節の有無 □温湿度計の有無	□ワゴンや棚の有無 □体位変換・姿勢保持のクッションの有無 □座位保持椅子・ベビーチェアの有無

電源確保		
□居宅のアンペア □必要な電源数	□居宅全体のアンペアが30A以上ある □人工呼吸器の電源確保場所 □酸素濃縮器の電源確保場所	□必要な電源数の確保 □配線の位置 □電源コードに使用中の医療機器名を明記

人工呼吸器		
□機種の確認	□安全な設置場所 □ウォータートラップの位置	□加温加湿器の設置場所 □回路の固定方法

吸引		
□気管切開・口鼻腔吸引の有無 □機種の確認	□物品の準備ができている 　（吸引カテーテル・カテーテルの保管用品・必要時アルコール綿など）	□吸引器の設置場所 □移動時の吸引方法・準備

SpO₂モニター		
□機種の確認	□バッテリーの有無 □プローブ固定用のテープの有無	□予備プローブの有無

吸入器		
□機種の確認	□バッテリーや電池の有無	

在宅酸素療法		
□酸素濃縮器の機種の確認	□酸素濃縮器の設置場所 □バッテリーの有無、作動時間 □コネクターの有無	□酸素ボンベの本数 □酸素ボンベの保管場所の安全確認 □液体酸素の有無

経管栄養		
□経管栄養の種類 □注入ポンプの有無	□物品の準備 □注入ボトルの吊り下げ場所 □注入ポンプの固定場所	□消毒薬の有無 □栄養剤の作成ができる

その他		
	□聴診器の有無 □体温計の有無 □保冷剤の有無	□ゴミ箱 □空調マット・座布団の有無

入浴場所の確認		
□浴室 □キッチン □リビング	□室温の調整 □移動場所の室温調整 □広さの確認 □段差の有無	□吸引器などの電源確保場所 □酸素使用時のチューブの長さ □入浴用品の準備 　（ベビーバス・シャワーチェアなど）

移動方法の確認	移動	移動介助
□ベビーカー □バギー □車椅子 □自家用車 □介護タクシーなど	□運転者の確認 □チャイルドシートの有無 □駐車場の有無	□主介護者以外の同行者の有無 □移動中の暑さ・寒さ対策の有無 □移動中の吸引動作

急変時対応		
	□バッグバルブマスクの有無 □急変時対応についての指導の有無	□緊急連絡一覧表の作成 □災害時の電源・バッテリー確保

手帳などの取得状況		
	□身体障害者手帳の有無 □療育手帳の有無	□小児慢性特定疾患の有無

（東京都重症心身障害児等在宅療育支援センター西部訪問看護事業部で使用しているものをもとに作成）

⑦自宅外泊
地域

当院では、自宅への試験外泊は2泊をすすめています。理由としては、移動だけでも時間がかかるため、1泊では24時間以上一緒に過ごすことができず、自宅での様子を把握するには時間が足りないことが多いからです。

また、子どもは環境の変化に敏感であるため、特に長期入院や出産後はじめての退院である場合は、症状の悪化や体調不良を生じる可能性があります。外泊後に子どもが体調不良に陥ると、親は「自分たちの育児や医療的ケアに不備があったのではないか」と不安を抱くこともあります。そのため、事前に説明しておくことも重要です。

自宅外泊終了後は、必要に応じて再度、退院前地域支援会議を開催します。試験外泊中にかかわった訪問看護ステーションなどと意見交換を行い、問題がある場合には、退院に向けて修正します。

（ウィルソン三千絵）

3. 退院に向けた調整

①必要な医療機器や衛生材料、日常生活用具の準備

MSW

退院調整看護師

医療的ケア児が在宅で必要とする医療機器や衛生材料の中には、医療保険で補えるものと、自費で準備する必要があるものがあります（表2、3）。

また、日常生活用具についても、福祉用具として居住地の区市町村からの給付で補える場合（p.130）と、自費で準備をするものがあります。

表2 在宅で使用する主な医療機器と保険適用の有無

医療保険が適用される医療機器や日常生活用具	補助金、自費で準備する医療機器や日常生活用具
● 人工呼吸器、排痰補助装置 ● バッグバルブマスク ● 自動腹膜灌流装置 ● 酸素濃縮器、酸素ボンベ ● 中心静脈栄養ポンプ ● 経管栄養ポンプ ● 精密輸液ポンプまたは携帯型精密ネブライザー ● 間欠注入シリンジポンプ	● 電気式たん吸引器 ● ネブライザー（吸入器） ● パルスオキシメーター ● バッグバルブマスクなど

＊在宅療養指導管理料は1つの指導料につき月に1回の算定が可能で、退院月以外は1つの医療機関でしか算定ができない。

表3 医療的ケアに必要となる主な衛生材料

医療的ケア	必要となる主な衛生材料
人工呼吸器	加温加湿器用の水、移動時に使用する人工鼻
気管切開	吸引カテーテル、アルコール綿、Yガーゼ、人工鼻、カニューレバンド（ひも）
腹膜灌流	消毒綿棒、ガーゼ、固定テープ
中心静脈栄養	点滴ルート、消毒綿棒、保護フィルム、固定テープ、アルコール綿
経管栄養	栄養カテーテル、注入用ボトル、注入用ルート、注入用シリンジ

医療的ケアに必要な衛生材料は種類がたくさんあり、施設によって取り扱っているものが異なります。

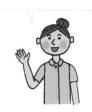

②退院前地域支援会議(本人・家族と地域関係者の顔合わせ)（図1）

　退院する医療機関と地域の医療機関との情報共有手段として、診療情報提供書や看護サマリーのほかに、会議があげられます。

　会議は試験外泊や短期退院前に行い、早くから訪問看護師や保健師が支援に入ることも増えてきました。

　会議では主に、下記の情報を共有し、意見交換を行います。

> ❶子どもの入院中の経過について
>
> ❷今後の中・長期的な方針
>
> ❸医療的ケアの状況
>
> ❹家族の状況・受け入れや受容など
>
> ❺退院後の療育施設やレスパイトケアなどの利用について
>
> ❻緊急時の対応

　当院では、地域関係者と多角的な情報共有を行うために、主治医をはじめとした多職種が会議に参加します。

　退院後に子どもを受け入れる地域関係者からは、主に医療を担う医療機関(訪問診療医など)、訪問看護ステーション、保健師、相談支援専門員、障害福祉課などの行政関係者、訪問薬局薬剤師が出席します。介護者(ヘルパー)や保育・教育関係者が参加することもあります。

　また、家族も会議に参加することで、地域関係者との顔合わせを行うとともに、退院後の不安なども共有することができます。参加後には、「退院後もこんなにたくさんの地域の方にみていただけることがわかって、安心しました」といった感想が聞かれています。

図1　退院前地域支援会議のイメージ

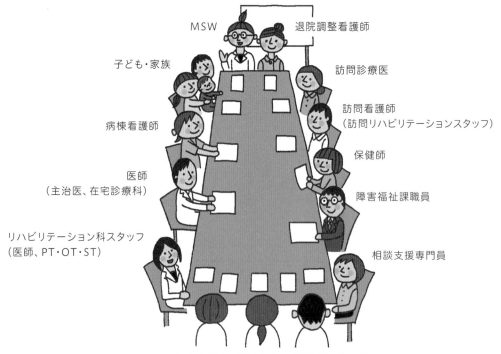

MSW　退院調整看護師

子ども・家族

訪問診療医

訪問看護師
（訪問リハビリテーションスタッフ）

病棟看護師

保健師

医師
（主治医、在宅診療科）

障害福祉課職員

リハビリテーション科スタッフ
（医師、PT・OT・ST）

相談支援専門員

臨床心理士　管理栄養士　訪問薬局薬剤師

地域関係者が来院して会議を行う際には、子どもとの面会をしてもらうことで、医療的ケアに関する申し送りなどが可能となります。実際に医療的ケアやリハビリテーションを一緒に行ったり、見学してもらうことで、看護サマリーなどの書面では伝わりにくい情報も、共有しやすくなります。

会議終了後は、「退院時共同指導書」に基づき、家族に会議内容について情報共有を行い、「退院時共同指導料」※の算定を行います。

※退院時共同指導料：入院中の医療機関と退院後の在宅療養を担う保険医療機関および訪問看護ステーションの看護師、リハビリテーションスタッフ（PT・OT・ST）、薬剤師、社会福祉士などが参加した場合、所定の算定が可能となる。

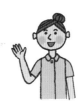

退院前地域支援会議では、訪問看護指示書をどの医師が書くかを確認します。原則、その医師が医療的ケア児の主治医となります。

（ウィルソン三千絵）

COLUMN

在宅支援チームにおける主治医の役割

① チームの一員として、「医師」としての役割を果たす

医師1人による支援の例もありますが、利用できる資源や制度が年々広がるなか、医師1人でできることには限界があります。支援に漏れがないよう、最低2人以上のチームをつくり役割を分担しましょう（p.33）。

そのなかで、医師だからできる役割があります。例えば、正確な医療情報のチームへの提供、地域の医師との連携、手帳や手当などに必要な診断書、訪問看護指示書の作成などです。

②「子どもと家族の生活」を意識して医療的ケア内容を再検討する

どの程度のアレンジが必要かについては、親の介護能力の判断と、家族の社会的な情報を得ることが重要です。退院支援カンファレンスを有効に活用しましょう。

③ 多職種連携・地域連携を大切にする

小児在宅医療では、福祉職や行政職、保育、教育などとの連携が非常に重要です。法律・制度のほかにも、連携する各職種の「状況」と「言語」の理解に努め、「医療」をわかりやすく翻訳して伝えましょう。

④ 医療的方針については最終責任を担う「覚悟」をもつ

主治医としての役割をはっきりさせることで、地域のみなさんが安心して、子どものサポートをすることができます。

（冨田　直）

② NICUにおける 在宅移行支援

NICUには、胎児期から疾患が判明している子どもや、出生後はじめて疾患が明らかになる子ども、何らかの原因で早産となった子どもが入院します。
ここでは当院のNICUに入院した児への在宅移行支援を紹介します。

NICUに入院する子どもと家族への在宅移行支援

NICU（neonatal intensive care unit：新生児集中治療室）でたくさんの器械や管につながれたわが子を見た親は、自分たちの想像していた出産後の生活が、一変してしまったと感じます。

母親は罪悪感を抱き、自尊心が低下しやすくなります。父親は、妻とわが子を支えるため、直面した現実を1人で抱え、妻にどう話したらよいのか……などと苦悩します。幼いきょうだいがいる場合は、父母の変化を敏感に察知し、行動が変化することもあります。

このような危機的状況にある家族が、子どもを迎え入れるためには、在宅移行支援が必要となります。

NICUの在宅移行支援は、胎児期から始まります。胎児診断で疾患が判明したとき、あるいは特別な疾患の疑いがあったとき、両親は「どのように育てていこうか」「生んであげることが本当にこの子にとって幸せなのだろうか」と考えるでしょう。その段階から家族に寄り添い伴走することが、チーム結成の第一歩として理想的です。

当院はスーパー周産期母子医療センターとして、胎児期から、新生児科・遺伝科がかかわり、両親と出産について話ができるよう体制を整えています。また、NICU入院児支援コーディネーターを配置していることも特徴です（図1）。

図1 NICUでの在宅移行支援にかかわる職種（東京都立小児総合医療センターの場合）

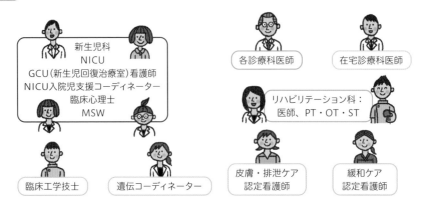

新生児科
NICU
GCU（新生児回復治療室）看護師
NICU入院児支援コーディネーター
臨床心理士
MSW

各診療科医師　在宅診療科医師

リハビリテーション科：
医師、PT・OT・ST

臨床工学技士　遺伝コーディネーター　皮膚・排泄ケア認定看護師　緩和ケア認定看護師

新生児期の在宅移行支援

NICUに入院した子どもとその家族は、退院後も支援を必要とすることが多いです。

医学的リスクが高い例としては、在宅移行後も人工呼吸器の装着が必要な子どもや、急変が予測される重症児などです。一方、医学的リスクが低い例としては、軽度の医療的ケアが必要な子どもや、特に問題がなく退院できる子どもなどです。

社会的リスクが高い例としては、親や家族に疾患があることや、片親、経済的な不安のある家庭、日本語の理解が難しい外国人家族などが考えられます。

こうした医学的リスクや社会的リスクの高さを確認し、どこの支援を強化していくべきか、MSWと共通の認識をもって在宅移行支援をすすめるために、図2を活用しています。

主に、医学的リスクについてはNICU入院児支援コーディネーター（退院調整看護師）が、社会的リスクについてはMSWが担当します。

NICU入院時から、主治医、病棟看護師と一緒に在宅移行支援を実施し、退院まで家族の伴走者として支援していきます。当院では、図3のような流れで在宅移行支援を行っています。

NICUでの入院期間には、未熟な状態からの成長過程も含まれます。この時期から家族支援を行い、退院へ向けて、家族が気持ちをつくり上げていくための支援が必要となります。家族の思いを引き出し、不安や自責の念を表出してもらうことが、子どもへの愛着形成につながります。

図2 医学的問題と家族の養育力に着目したマトリックス表

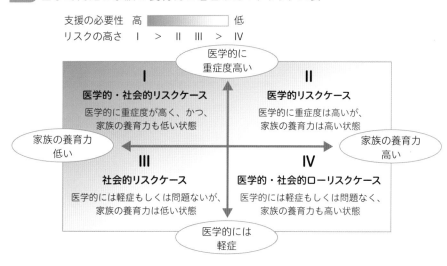

東京都福祉保健局：東京都NICU退院支援モデル事業報告書. 2012：14. より引用
https://www.fukushihoken.metro.tokyo.lg.jp/iryo/kyuukyuu/syusankiiryo/nicutainshien.html
（2022.7.1アクセス）

図3 NICU入院時からの在宅移行支援（東京都立小児総合医療センターの場合）

| NICU、GCU入院 → | 退院前1〜2週間 → | 退院 |

病棟看護師

- スクリーニング
シートの作成
- 家族背景の情報収集
- 両親の状況や思いの把握
- 患児の看護計画
- 家族の介護力確認
- 育児手技の指導
- 医療器具・生活用具の確保

退院支援
カンファレンス

医師・看護師・NICU入院児
支援コーディネーター・MSW・
臨床心理士によるカンファレンス
（コアカンファレンス）

院内の関係者による
カンファレンス
（必要に応じて）

退院前
地域支援会議

医師

- 産科等から「退院困難な
要因」を把握した場合は
受け持ち看護師に伝える
- 家族へのインフォーム
ド・コンセント
- 関係部署への情報提供
  - 今後診療が必要となる
  各科への情報提供

外来へ

引き続き診療が必要な科（神経科・呼吸器科など）
退院後連携が必要な科（総合診療科、救命救急
科など）

NICU入院児支援コーディネーター

- 要支援患児の把握
- スクリーニングシートの確認
- 受け持ち看護師と主治医との調整
- 家族への面接
- 関係部署との連絡・調整
- 家族の退院準備支援（家族の気持ち・環境づくり）
- 退院までのスケジュール提案
※他、退院調整看護師と同様

院外関係者
訪問看護ステーション
行政：保健師、障害福祉ワーカーなど
相談支援専門員

子ども家族支援部門
MSW：社会福祉サービスの情報提供・手続
きの紹介
退院調整看護師：在宅医療物品の紹介、訪問
看護ステーションの紹介
臨床心理士：入院中から家族の心理面でのフ
ォロー、看護師、リエゾン医師との情報共有

小児科への転棟時の在宅移行支援

　小児科（一般床）への転棟目的は、子ども・
家族が共に、自宅に近い環境に慣れてもらい、
退院の準備を進めることです。

　例えば、人工呼吸器を装着している子ども
や、気管切開を行っている子どもは、気温・
湿度によって分泌物の量・性状が変化し、体
調が変化しやすくなっています。子ども自身に
とっても、新たな環境に身を置き、慣れていく

ことが必要です。

　また、NICU、GCU（growing care unit：
新生児回復期治療室）では、常に看護師らが
近くにいますが、自宅はそうではありません。
小児科での入院期間に、自宅に近い環境に慣
れてもらい、外泊の練習などを行うことで、退
院に向けて調整していきます（図4）。

図4 小児科への転棟時からの在宅移行支援（東京都立小児総合医療センターの場合）

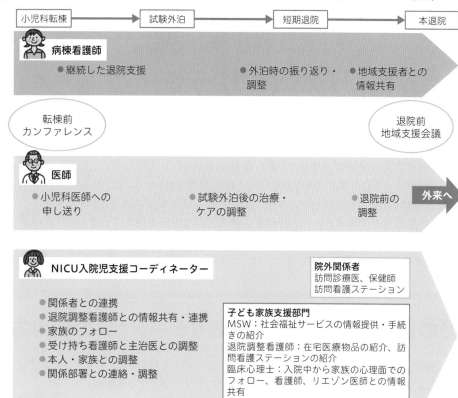

「親子ふれあい室」の活用

　家族は、子どもの入院期間中に、医療的ケアと育児の両方を習得する必要があります。そこで当院では、GCUに隣接した場所に、家族で過ごせる「親子ふれあい室」を設置しています。

　基本的に子どもと家族だけで時間を過ごすことができるように、家族のためのベッドやトイレ、シャワー室、電子レンジ、流し台などを備えています（p.136）。子どもの状態は、GCUでモニタリングしています。

　退院を目標とした院内外泊のほか、残された時間の少ない子どもが家族と過ごす場としても利用しています。

　NICUに入院した子どもの家族は、子どもが泣いていると、「何かおかしいのではないか」と不安になり、泣き止ませることができないこともあります。

　退院前に個室で子どもと親だけで長時間過ごす機会を設けることで、子どもの特徴を知り、育児のイメージを深めてもらうことができます。これにより、具体的なイメージをもって退院後の生活にのぞんでもらうことにつながっています。

（伊藤　恵）

参考文献
1）前田浩利, 岡野恵里香編：NICUから始める退院調整＆在宅ケアガイドブック. Neonatal care 2013年秋季増刊号, メディカ出版, 大阪, 2013.
2）東京都立墨東病院編：NICU入院児支援コーディネーターのためのハンドブック. 東京都福祉保健局, 2012.
　https://www.fukushihoken.metro.tokyo.lg.jp/iryo/kyuukyuu/syusankiiryo/nicutainshien.html（2022.7.1アクセス）

③ 訪問看護、訪問リハビリテーション との連携

医療的ケア児の退院が決まったとき、家族から、
「病院と同じようなケアができるかしら?」「具合が悪くなったら、どうすればいいの?」
「救急受診のタイミングがわかるかな?」といった不安が聞かれることがあります。
家での生活やケアのイメージがわかず、漠然とした不安を抱えていることが多いの
ではないでしょうか。そこで、自宅での支援を行う訪問看護師や訪問リハビリテー
ションとの連携が必要になります。

小児の訪問看護・訪問リハビリテーションの利用方法

小児の訪問看護や訪問リハビリテーション
は、医療保険での対応になります。小児の医
療費補助は整備が進んでおり、乳幼児医療費
助成制度 や小児慢性特定疾病医療費助成制
度（p.128)を利用すれば、自己負担はありま
せん(ただし、交通費は実費となります)。

継続的な療養が必要であり、家族の利用希
望があって、主治医から訪問看護指示書が出
されれば利用できます。

そのため、退院前に家族の希望を聞き、生
活を知っておくことが重要です。まずは以下の
内容を確認しておきましょう。

- 自宅の近くに小児の訪問看護を行っている訪問看護ステーションがあるのか、どんなことをしてくれるのか
- 家族の希望として子どもにどんなことをしてほしいのか
- 家族の普段の生活の様子

訪問看護の日数・時間に関する規定

訪問看護は、原則週3日、1回の利用は30
分〜90分程度となります。口鼻腔吸引のみの
子どもや、医療的ケアがない子どもの場合は、
この日数に制限されます。

ただし、特掲診療料施設基準等別表第七（表
1）、第八（表2）に当てはまる場合は、利用
日数の制限はなくなります。週7日利用する場
合は、3か所までの訪問看護ステーションに
依頼ができ、1日に複数回、1回複数名の訪

問も可能です。同様に、90分を超える長時間
訪問看護も、制限範囲内で可能です。緊急時
の対応ができるステーションも増えています。
また、退院前の一時外泊でも利用でき、医療
的ケア児は、入院中に2回まで利用が可能で
す。退院前地域支援会議も2回算定できます
（表3）。

訪問看護指示書を交付する主治医は原則1
人です。

表1 厚生労働大臣が定める、医療保険による訪問看護が可能な疾病
（「令和4年度診療報酬」特掲診療料の施設基準等別表第七）

❶ 末期の悪性腫瘍	⑪ プリオン病
❷ 多発性硬化症	⑫ 亜急性硬化性全脳炎
❸ 重症筋無力症	⑬ ライソゾーム病
❹ スモン	⑭ 副腎白質ジストロフィー
❺ 筋萎縮性側索硬化症	⑮ 脊髄性筋萎縮症
❻ 脊髄小脳変性症	⑯ 球脊髄性筋萎縮症
❼ ハンチントン病	⑰ 慢性炎症性脱髄性多発神経炎
❽ 進行性筋ジストロフィー症	⑱ 後天性免疫不全症候群
❾ パーキンソン病関連疾患	⑲ 頸髄損傷
❿ 多系統萎縮症	⑳ 人工呼吸器を使用している状態

赤字は小児在宅医療で多くみられる疾患・病態、青字は小児でみられる疾患

表2 厚生労働大臣が定める、医療保険による訪問看護が可能な状態
（「令和4年度診療報酬」特掲診療料の施設基準等別表第八）

1	在宅悪性腫瘍等患者指導管理、若しくは在宅気管切開患者指導管理を受けている状態にある者または気管カニューレ若しくは留置カテーテルを使用している状態にある者

2　以下のいずれかを受けている状態にある者

❶ 在宅自己腹膜灌流指導管理	❻ 在宅自己導尿指導管理
❷ 在宅血液透析指導管理	❼ 在宅人工呼吸指導管理
❸ 在宅酸素療法指導管理	❽ 在宅持続陽圧呼吸療法指導管理
❹ 在宅中心静脈栄養法指導管理	❾ 在宅自己疼痛管理指導管理
❺ 在宅成分栄養経管栄養法指導管理	❿ 在宅肺高血圧症患者指導管理

3	人工肛門または人工膀胱を設置している状態にある者
4	真皮を越える褥瘡の状態にある者
5	在宅患者訪問点滴注射管理指導料を算定している者

表3 訪問看護利用における別表第七・八の違い

別表第七	別表第八
● 週4日以上・2か所の訪問看護ステーションの利用可能（7日間は3か所）	● 週4日以上・2か所の訪問看護ステーションの利用可能（7日間は3か所）
● 1日複数回	● 1日複数回
● 複数名の訪問	● 複数名の訪問
● 退院前地域支援会議1回	● 退院前地域支援会議2回
● 外泊時の訪問1回	● 外泊時の訪問2回
● 退院日の訪問	● 退院日の訪問
	● 長時間の（90分を超える）訪問看護・週1日

＊長時間（90分を超えて）利用できる児

❶別表第八の該当児
❷特別訪問看護指示書を交付された児
❸15歳未満で、超重症児・準超重症児は週3回利用可能

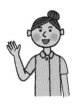

継続看護のために、地域の医療スタッフにもケアの様子を一緒に見てもらうことで、安心につなげます。

訪問リハビリテーションの日数・時間に関する規定

近年では、リハビリテーションのスタッフが配置された訪問看護ステーションが増え、訪問リハビリテーションを希望する家族も増えています。訪問リハビリテーションは、1回20分以上、週6日を限度として利用できます。

リハビリテーション単独での利用はできず、月1回以上の看護師の訪問により、病状を把握することが義務づけられています。

訪問看護・訪問リハビリテーションの利用例

例1 経管栄養を行い退院する脳性麻痺の1歳児（第3子）

両親から、「チューブの挿入が不安、入浴を手伝ってほしい」との希望がありました。父は飲食業で、休日は平日に週2日です。

そこで、土曜・日曜日も加えた訪問看護を週5日、訪問リハビリテーションも週1日利用することになりました。

通常、訪問看護は1回30～90分ですが、この例では週1日、1回2時間の長時間訪問を利用しています。

訪問看護のときに母はほかのきょうだいと公園に遊びに行ったり、家事を済ませたりしています。

例2 気管切開を行った6歳児（第2子）

もともと経管栄養と在宅酸素療法を利用していましたが、入院して気管切開を行い、気管カニューレを装着する状態での退院が決定しました。

両親は子どもの障害に対して自責の念をもっており、「ケアや看護は家族でがんばります。支援は希望しません」と話していました。医療スタッフからは、家族の疲労の蓄積や、今後の教育・療育の支援体制への不安の声が聞かれ、地域での支援体制構築が必要と考えられました。

そこで、医療スタッフから訪問リハビリテーションを提案したところ、両親は、「看護は自分たちでがんばれるけど、リハビリテーションは専門のスタッフに入ってほしい」と承諾。週2日、訪問リハビリテーションを利用することに決まりました。

訪問リハビリテーションを利用するには、病状を把握するため、月1回以上、看護師の訪問が必要になります。そのため、この例でも訪問看護師が自宅に訪問するようになり、ケア方法の改善の提案や、相談支援専門員・学校との連携などの支援も進めることができました。

両親からは、自分たちだけでは気づかなかった生活の見直しや、きょうだいの対応、今後の療育の情報などを知ることができてよかったと、感謝の言葉が聞かれました。

（森越初美）

④ 小児の緩和ケアと 在宅移行支援

医療的ケアを必要とする子どもとその家族は、みな緩和ケアの対象となります。そのなかでも、終末期の小児の在宅移行支援について、当院での取り組みを紹介します。

小児の緩和ケアとは

　小児の緩和ケアは、疾患や障害が診断されたときから始まり、疾患の経過や結果は問わず、いつでも、どこにいても受けられるケアです。以下のように定義されています。

> 生命を制限する病気とともに生きる子どもと若者のための緩和ケアとは、身体的、情緒的、社会的、スピリチュアルな要素を含む全人的かつ積極的な取り組みである。そしてそれは子どもたちのQOLの向上と家族のサポートに焦点を当て、苦痛を与える症状の緩和、レスパイトケア、死を経て死別後のケアの提供を含むものである。

多田羅竜平：第Ⅳ章 特定集団への緩和ケア 2. 小児. 日本緩和医療学会編：専門家をめざす人のための緩和医療学. 第2版, 南江堂, 東京, 2019：330, より引用
Together for Short Lives：What is Children's Palliative Care.
https://www.togetherforshortlives.org.uk/changing-lives/
supporting-care-professionals/introduction-childrens-
palliative-care/(2022.7.1アクセス)

　当院には、多職種で構成された緩和ケアサポートチームがあり（図1）、疾患を抱えた子どもとその家族の身体的、心理・社会的苦痛を緩和することで、子どもと家族のQOL（生活の質）の向上をめざしています。

図1 緩和ケアサポートチーム
（東京都立小児総合医療センター "チーム・カモミール"）

病気や治療から生じる心と体の「つらさ」をやわらげるために、さまざまな取り組みを行っているチームです。

例えば…　●体の痛みや不快感
　　　　　●本人や家族の精神的なつらさ
　　　　　●治療や生活に関する不安
　　　　　●きょうだいについての悩み　など

ご本人の体の痛みや不快な症状をやわらげます。
体担当の医師

ご本人とご家族の精神的なつらさをやわらげます。
心担当の医師

治療を受けながらご本人とご家族が生活しやすいように、みんなで相談し工夫します。
看護師

つらさをとるための薬の調整や、ご相談をお受けします。
薬剤師

ご本人やご家族と、遊びやお話を通してつらさをやわらげるお手伝いをします。
臨床心理士

療養上のお困りごと、経済的なことなど、福祉的なご相談をお受けします。
医療ソーシャルワーカー（MSW）

終末期の小児の在宅移行

緩和ケアサポートチームの大きな役割は、自宅での身体的苦痛緩和の方法を考え、調整と準備を行うことです。例えば、疼痛コントロールのために、PCA(patient controlled analgesia；自己調節鎮痛法)ポンプによって医療用麻薬を使用している場合、貼付剤や内服への変更が可能かどうかを見きわめます。

変更できない場合は、在宅で使用できる物品はあるか、その場合、病院の物品から在宅の物品へどのように交換するかなどを、地域の医療チームとともに検討します。

また、血液疾患やがんで長期にわたる薬物治療を行っている子どもでは、輸血依存があり、定期的に輸血が必要となることがあります。在宅で輸血が行えない場合、病院で日帰りで行うことも可能ですが、輸血の日に合わせて、子どもの状態を整えるとともに、家族のレスパイトを目的とし、数日入院することもあります(図2)。

在宅へ移行したから地域にお任せ、ではなく、その後も病院とつながりをもってもらい、子どもと家族が安心して自宅で終末期を過ごせるようサポートします。

図2 入院と在宅を併用する例(1週間の過ごしかた)

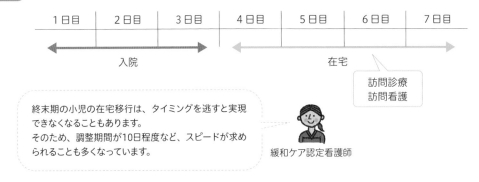

| 1日目 | 2日目 | 3日目 | 4日目 | 5日目 | 6日目 | 7日目 |

入院　　　　　在宅

訪問診療 訪問看護

終末期の小児の在宅移行は、タイミングを逃すと実現できなくなることもあります。
そのため、調整期間が10日程度など、スピードが求められることも多くなっています。

緩和ケア認定看護師

家族の精神面の支援

家族の精神面の支援も、緩和ケアサポートチームの役割の1つです。家族の受け入れ過程を把握し、家族の気持ちに寄り添いながら、どのように子どもと過ごしたいかを確認し、情報提供を行います。

きょうだいがいる場合は、年齢に応じた死の理解や、何をどのように伝えるかなどについて親に説明したうえで、実際どうするかを相談します。親が説明することが困難な場合は、医療者からきょうだいに話すこともあります。

また、子どもが亡くなったあとも、相談を受けます。

(瀬戸真由里)

⑤ 医療的ケア児が利用できる 医療費助成制度や手当

医療的ケア児の治療や生活においては、経済的な負担も生じます。そうした負担を軽減するために、医療費助成制度や手当などの利用が可能です。ここでは、主な制度や、利用時のポイントについて解説していきます。

医療費助成制度

　医療的ケア児は、公費負担医療制度や、福祉サービス、手当などが利用できます（図1）。

　申請の手続きは、居住地域の自治体が窓口になります。サービスの対象や内容などは自治体により異なるため、居住地域ではサービスの対象にならず困っている場合などは、個別に相談したり、実際に子どもの様子を見て

もらったりするのも、方法の1つです。

　また、手続きには、完了するまでに時間がかかる場合もあるため、退院の見通しが立った時点で、早めに必要なサービスを検討します。

　しかし、家族が、子どもの疾患や障害を受け入れるまでに時間がかかることもあるため、相談しながら進めていきます。

図1 主な医療費助成制度と手当

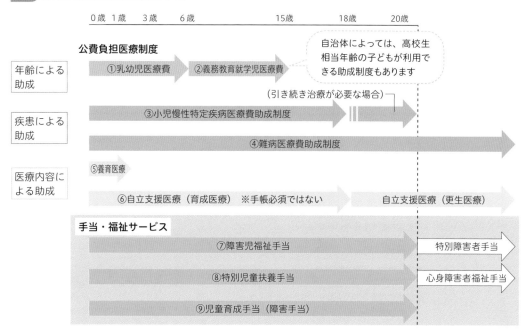

127

公費負担医療制度

病気やケガで治療を受けた際には、医療保険を使うことで、実際にかかった医療費の3割～1割を窓口で支払うことになります。

医療保険のほかにも、公費負担医療制度として、国や自治体が医療費の全額または一部を公費で負担してくれる制度があります。

年齢による助成

①乳幼児医療費助成制度（マル乳医療証）[1]

0歳から就学前までの乳幼児が利用できます。

②義務教育就学児医療費助成制度（マル子医療証）[1]

義務教育就学期にある児童が利用できます。

入院時の食事代や医療保険の対象とならないもの（差額ベッド代、診断書料金など）は助成されません。

疾患による助成

③小児慢性特定疾病医療費助成制度[2]

小児慢性特定疾病にかかっている18歳未満の児童が利用できます。引き続き治療が必要と認められる場合は20歳まで利用が可能です。

入院時の食事代の1/2が助成されます。

④難病医療費助成制度[2]

指定難病で、病状が一定程度以上の場合に利用できます。

医療内容による助成

⑤未熟児養育医療[2]

2,000g以下の未熟児や、入院をして医学的な管理を必要とする乳児（0歳児）が利用できます。

入院時の食事代（ミルク代）も含まれますが、入院治療に対する助成となるため、退院後の通院や再入院には利用できません。

⑥自立支援医療（育成医療）[1]

18歳未満の身体に障害のある児童で、手術などの治療が必要な場合に、治療に対する医療費で利用できます。

※1 所得制限を超える場合は対象外。
※2 世帯の所得に応じて1か月の上限額が設定され、その上限額を超えた自己負担は全額助成される。

- 障害者手帳を持っている場合、自治体によっては医療費の助成があります。所得制限を超える場合には対象外となるので確認してみましょう。

- 所得制限の金額や対象者の年齢、助成内容はそれぞれ自治体によって異なります。特に、高額な医療費が必要となる医療的ケア児においては、対象になるかどうかは、家族との生活に大きく影響します。1つの制度だけでなく、他の助成制度が利用できないか検討しましょう。

MSW

手当

疾患や障害の程度として認定基準があり、申請には所得制限もあるため事前に確認が必要になります。手帳が必須ではないため先に手当の申請を進めることもできます。

これらのほかにも、各自治体独自の手当などもあります。

⑦障害児福祉手当

重度の障害のある20歳未満の子どもに支給されます。

⑧特別児童扶養手当

疾患や障害がある20歳未満の子どもを養育する保護者に支給されます。

⑨児童育成手当（障害手当）

一定程度の障害がある20歳未満の子どもを養育する保護者に支給されます。

これらの制度はそれぞれ法律に基づいており、内容や金額などは変更されます。また、申請主義となるため、申請をしなければ利用することができません。
必要な支援を必要なときに利用できるよう、日ごろから相談支援専門員や地域の保健師などに相談をしておくことが大切です。

（海老澤早希）

⑥ 医療機器の購入と 障害者手帳

医療的ケア児が退院するにあたって、病院では当たり前に使用している医療機器や物品を、自宅にどのように準備すればよいのでしょうか。
ここでは、医療機器などの購入に利用できる社会資源や、障害者手帳について解説していきます。

医療機器・物品の購入と社会資源

　在宅酸素療法の機器や人工呼吸器、吸引器などの医療機器や、経管栄養の物品について、図1にまとめました。

　左側に記載したものは診療報酬上の請求が可能で、病院から業者に依頼すれば準備が可能です（p.132）。医療保険を利用するため、p.128の公費負担医療制度の対象にもなります。

　ただし、消耗品については加算から医療機関が捻出できる最大量が決まることが多く、不足分は自費購入となることが一般的です。

　右側に記載した機器などは基本的に自費購入ですが、障害者総合支援法や小児慢性特定疾患児日常生活用具給付事業として自治体から支給してもらえることがあります。

　次に車椅子や座位保持椅子などの補装具についてです。日常生活用具が既製品を購入するのに対し、補装具は身体機能を直接的に代替する用具としてオーダーメイドが原則です。どちらも障害の部位や程度により給付の範囲が決められています。

図1 医療保険が利用可能なものと自費で購入するもの

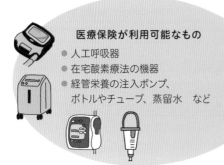

医療保険が利用可能なもの
● 人工呼吸器
● 在宅酸素療法の機器
● 経管栄養の注入ポンプ、
　ボトルやチューブ、蒸留水　など

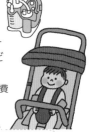

自費で購入するもの
● 吸引器　● ネブライザー
● テープ　● バギー　など

※吸引器やネブライザーは公費
　で助成が可能な場合もある

障害者総合支援法や小児慢性特定疾病
医療費助成制度の日常生活用具などに
より一定額が支給されることも！

基本的には、自治体への申請の際に身体障害者手帳の所持を原則としますが、まずは生活に必要であることや、生命に直結するものであることなど、その必要性を相談窓口で伝え、相談していくことが大切です。

また、申請をする前に購入した場合は支給の対象にならないため、事前に申請をするようにしましょう。こうした物的資源は、入院中に病院のMSWに相談しておくと自治体の窓口との交渉がスムーズになります。

障害者手帳

前述の身体障害者手帳を含め、障害者手帳には、表1にあげた3種類があります。障害者手帳が交付されると、障害の種別や等級に応じてさまざまな福祉サービスを受けることができます。

手帳の取得可能時期の運用や判定など自治体によって内容が異なります。また、動ける医療的ケア児では手帳に結びつかないことが少なくありません。

なかでも、小児科の職員が思い浮かべるのは肢体不自由の身体障害者手帳だと思いますが、表2にあげたように、多くの種類があります。肢体不自由は年齢が小さいと該当しないと判断されることが多いと思われがちですが、実は、吸引器や吸入器、SpO$_2$モニターなどは

呼吸機能障害がある場合に申請が可能で、呼吸機能障害などの内部障害は月齢が小さくても通りやすい状況があります。

また、心疾患によって酸素化が低下している子どもの場合は、心臓機能障害の身体障害者手帳を取得し、さらに医師の意見書を添付して必要性を医学的に証明することで、日常生活用具を支給してもらえることがあります。

自治体の担当者に疾病や医療的ケアのことをわかりやすく伝えて、医療的ケア児の状況を理解してもらうことが最も重要です。

表2 身体障害者手帳の種類と等級

種類	等級
視覚障害	1〜6級
聴覚又は平衡機能の障害	聴覚：2級、3級、4級、6級 平衡機能：3級、5級
音声機能、言語機能又はそしゃく機能の障害	3級、4級
肢体不自由	1〜7級
心臓機能障害	1級、3級、4級
腎臓機能障害	1級、3級、4級
呼吸機能障害	1級、3級、4級
ぼうこう又は直腸機能障害	1級、3級、4級
小腸機能障害	1級、3級、4級
ヒト免疫不全ウイルスによる免疫機能障害	1〜4級
肝機能障害	1〜4級

表1 障害者手帳の種類と特徴

身体障害者手帳	● 身体障害のある人が対象 ● 指定医（身体障害者福祉法第15条）が診断書を作成し、各自治体（都道府県・指定都市・中核市）において障害の認定と交付をする ● 状態が一定以上で永続することが要件とされているため、小児ではすぐに申請できないことや、一時的な状態である場合は対象にならないことがある
療育手帳	● 知的障害のある人が対象 ● 原則、各自治体の児童相談所または知的障害者更生相談所において判定と交付を行う
精神障害者保健福祉手帳	● 精神障害（てんかん、発達障害などが含まれる）がある人が対象 ● 各自治体（都道府県・指定都市）の精神保健福祉センターが判定と交付を行う

（海老澤早希、間宮規子）

⑦ 医療的ケア児にかかわる
在宅療養指導管理料

在宅療養指導管理料とは、退院後も医療的ケアが必要な患者さんに対して、医療機関が療養の方法、注意点、緊急時の措置などに関する指導を行い、必要な医療機器や医療材料を支給した場合に、診療報酬として算定し請求するものです。

医療的ケア児に関する在宅療養指導管理料

医療的ケア児に関する在宅療養指導管理料として、図1のようなものがあげられます。

在宅で、医療機器の使用や処置を継続する必要がある場合は、原則、月1回に限り算定します。

医師が指導管理を行った場合に算定し、「在宅療養指導管理料」と「在宅療養指導管理材料加算」があり、両者を合算します。

図1 医療的ケア児に関する主な在宅療養指導管理料と材料加算

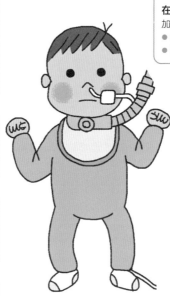

在宅酸素療法指導管理料
1～3か月に1回の算定
加算は3か月に3回可
加算
● 酸素濃縮装置または液化酸素装置
● 酸素ボンベ
● 呼吸同調器
● 材料費

在宅中心静脈栄養法指導管理料
加算
● 輸液セット
● 注入ポンプ

在宅自己腹膜灌流指導管理料
加算
● 腹膜灌流装置
● 紫外線殺菌器

在宅寝たきり患者処置指導管理料

在宅小児経管栄養法指導管理料
在宅成分栄養経管栄養法指導管理料
加算
● 栄養管セット
● 注入ポンプ

在宅人工呼吸指導管理料
加算
● 人工呼吸器
● 排痰補助装置

在宅気管切開患者指導管理料
加算
● 人工鼻

在宅悪性腫瘍等患者指導管理料
加算
● 注入ポンプ
● 携帯型ディスポーザブル注入ポンプ

在宅自己導尿指導管理料
加算
● 特殊カテーテル

在宅療養指導管理料を算定する場合、必要な衛生材料（ガーゼ・絆創膏・脱脂綿）や消毒薬、カテーテルなども提供することとなっています。

例えば、気管切開指導管理料は900点で人工鼻加算は1,500点です。しかし、乳幼児などは唾液が多く、人工鼻の必要数も多くなります。吸引カテーテルやアルコール綿に加え、気管カニューレの固定ひもを支給すると、赤字になってしまいます。

親にとっては、どこの医療機関からどれだけの物品と量がもらえるのか、自己負担が発生するのかは、大きな関心ごとになります。

統一したほうがよいとの意見が出されていますが、業者の独占の問題や、仕入れ値の違いなどから進んでいないのが現状です。

> 在宅療養指導管理料のためにも、月に1度の診療を担当する医療機関を決めることはきわめて重要です。病院スタッフと地域の支援者、家族でよく話し合って決めましょう。

複数の在宅療養指導管理が必要な場合

1人の子どもに複数の在宅療養指導管理が必要な場合は、原則1医療機関が、主な管理料を1つ請求できます。ほかは、加算の請求のみとなります。

 経管栄養と在宅酸素療法を併用する医療的ケア児の請求は？

- ①「在宅小児経管栄養法指導管理料」②「在宅酸素療法指導管理料」を請求し、算定は②のみ

- 加算は、「栄養管セット加算」「酸素濃縮装置加算」「酸素ボンベ加算」「呼吸同調器加算（原則3歳以上）」「在宅酸素療法材料加算」を算定

在宅療養指導管理料以外で病院が算定できるもの

医療的ケア児が使用するもので、在宅療養指導管理料以外に病院が算定できる主なものは、右記のとおりです。

> 金額など、くわしいことは、医事課に問い合わせて算定の漏れがないようにしましょう。

- 退院前在宅療養指導管理料（外泊初日に算定）

- 退院前共同指導料1、2（地域医療機関とのカンファレンス）

- 退院時リハビリテーション指導料（患者・家族への指導、退院日に算定）

- 退院前訪問指導料（入院1か月以上の患者の自宅へ訪問指導）

- 退院後訪問指導料（退院1か月以内、5回まで）

- 診療情報提供料（Ⅰ）（Ⅱ）

- 入退院支援加算

（森越初美）

⑧ 在宅移行支援の実際

ここでは、経管栄養、在宅酸素療法、気管切開、人工呼吸療法を行っている医療的ケア児の在宅移行支援について、症例をもとに説明していきます。

＊各症例は、筆者らの経験に基づいて作成した架空のものです。

新生児病棟から退院する子どもの在宅移行支援（経管栄養、在宅酸素療法）

例1 **Aちゃん（女児、生後5か月、修正45週）**

- **疾患**：超低出生体重児（出生体重が1,000ｇ未満）、慢性肺疾患、嚥下機能障害
- **医療的ケア**：経管栄養（1日7回、1回30分注入）、在宅酸素療法
- **家族構成**：父（会社員）、母（会社員、育児休暇中）、兄（保育園に通園）、祖父母を含めて普段の生活に支援が可能な協力者はなし

　母体の子宮頸管無力症から切迫早産となり、周産期医療センターで出生に至りました。出生後、呼吸状態が不安定であったため、気管内挿管呼吸管理を目的に周産期医療センターNICUに入院しました。

　入院後の経過は比較的順調でしたが、抜管後も慢性肺疾患（超低出生体重児に多い）のため微量の酸素投与が必要で、退院の際には在宅酸素療法の導入が必要です。

　経口哺乳も開始しましたが、ミルクを15mLほど飲むと眠ってしまうため、経口哺乳と経管栄養を併用した状態で退院に向かうことになりました。

　医師からは両親に、「Aちゃんの成長により、酸素投与が不要になることを期待していました。また、体が大きくなることで全量経口哺乳ができることも期待していました。しかし、そのためにはもう少し時間が必要そうです。現在は、経管栄養と在宅酸素療法で退院ができる状態ですので、発達を促すためにも、退院に向けて準備を進めていきましょう」と話がありました。

　両親からは、「心配はあるけれども、早く一緒に生活をしたい」と返事があり、在宅移行の準備を開始しました。

院内連携

　Aちゃんの退院に向けて、退院支援カンファレンスを実施しました。

　主治医、病棟看護師、退院調整看護師のほか、母が育児休暇を延長することで経済的な心配もあることから、MSWも参加し、支援の方向性と役割分担について確認しました（図1）。

図1 院内で連携した職種と役割

主治医（新生児科）
- 病状、今後の方針の説明
- 注入量、時間の説明
- 在宅酸素療法の指示、モニターアラームの設定
- SpO₂低下時の対応、緊急対応の説明
- 外来受診頻度の説明
- かかりつけ医の紹介
- 退院目標日の決定

病棟看護師
- 育児指導（表1）
- 注入指導（胃管の挿入練習、固定の方法、ベビーカーでの注入方法）
- 胃管抜去予防方法と必要物品の説明
- 酸素投与中の注意点の説明
- SpO₂モニターの管理、数値の見方の指導
- 緊急対応の説明、親の理解度の確認
- 両親の受け入れ状況、不安の内容を把握
- ベビーカーで移動の際に、酸素ボンベ、SpO₂モニターの設置方法を確認

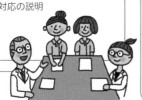

退院調整看護師
- 退院への意思決定確認
- 両親の退院への不安の把握
- 診療材料の説明
- 在宅酸素療法についての説明
- 自宅での酸素供給機器設置と業者からの説明の日程調整
- 自宅の準備状況の確認
- 訪問看護ステーションとの連携（親の利用希望を確認）
- 保健師と連携
- 退院前地域支援会議の日程調整、司会
- 訪問看護指示書、共同指導書の準備
- 兄の保育園への送迎方法を確認する

MSW
- 経済的な支援相談
- 社会資源の紹介（医療費助成、手当、助成など）
- 自治体との連携 ● 保健師との連携 ● 自宅環境の確認
- 退院前地域支援会議の日程調整、司会 ● 移動手段の紹介

表1 育児指導計画の例

育児指導	● 抱っこ、おむつ交換、沐浴、授乳、哺乳、肛門刺激、浣腸
ケア指導	● SpO₂低下時の身体特徴 ● 注入のスケジュール（親の睡眠時間に必ず配慮して両親で役割分担をする）、1日7回（表2） ● 緊急時の対応について
必要物品の購入について紹介	● 鼻カニューレ固定テープ ● 育児必要物品（ミルク缶の購入忘れなどもよくみられる）
受診時に必要な準備	● ベビーカーへの移乗練習、自家用車の移乗練習（医療機器も載せる必要性があるため。リハビリテーション職と連携する）

表2 1日の注入スケジュール

時刻	Aちゃん	母	父	兄
0時	ミルク	就寝	注入実施・片づけ（つけ置き）	就寝
1			就寝	
2				
3				
4				
5		起床・注入準備		
6	ミルク	注入実施・片づけ・朝食準備		
7		朝食	起床・朝食	起床・朝食
8		家事・ミルク準備	保育園送迎・出勤	登園
9	ミルク	経口摂取練習残注入実施・片づけ		
10	散歩	散歩・買い物		
11		ミルク準備		
12	ミルク	経口摂取練習残注入実施・片づけ		保育園（月～土）
13		昼食		
14	入浴	入浴介助・ミルク準備		
15	ミルク	経口摂取練習残注入実施・片づけ	勤務（月～金）	
16		夕食準備		
17	ベビーカーで兄のお迎え	保育園お迎え・ミルク準備		帰宅
18	ミルク	経口摂取練習残注入実施・夕食		夕食
19		夕食片づけ	帰宅	
20		ミルク準備	入浴・夕食	入浴・就寝
21	ミルク	経口摂取練習残注入実施・片づけ		
22		入浴		
23		就寝	注入準備	

※訪問看護（週3回）は12時～15時にかけて実施

病棟での家族指導のポイント

はじめての子の場合、早産児では両親学級などで育児指導も受けていないことが多いため、まずは育児指導から始めます。また、兄や姉がいる場合も、親にとって医療的ケア児の育児ははじめてです。医療的ケアがあることで、「上の子と違う」と感じ、抱っこも怖がってしまうことがあります。そのため、2人目であっても"はじめて"というところから育児指導計画を立て、進めていくとよいでしょう。

また、退院後にどんな生活になるのか、親はイメージができない状況です。そのため、面会していないときのAちゃんの様子を親に話すことや、入院中に、通常の面会よりも長い時間かかわってもらうように計画することも必要と考えます。当院の親子ふれあい室（図2）のような個室で長時間親子だけで過ごすことや、院内外泊ができると、退院に向けての不安（図3）を軽減することができるでしょう。

親子での院内外泊は、医療者にとっても医療的ケアに必要な手技の獲得状況を把握することができるというメリットがあります。

図2　親子ふれあい室

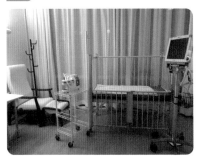

家族と子どもだけて過ごすことができる個室です（p.121）。

図3　退院に向けての両親の気持ち

母

鼻からチューブなんて入れられるの？
家で入らなかったらどうしたらいいの？
酸素はどんなことに気をつけたらいいの？

父

物品の購入や入院の費用はどのくらいかかるのか。お金について相談するところはある？
退院後の受診のめやすは？

必要物品準備と地域支援体制づくり

自宅の生活環境やすでに自宅にある物品を確認し、新たに必要な物品を検討しました。

また、必要な地域支援についても検討し、退院前に病院スタッフと地域の支援者と退院前地域支援会議を行いました（図4）。そこでは、Aちゃんと家族の情報と方針を共有し、地域からの要望を聞きました。

また、この会議では、在宅療養指導管理料（p.132）のためにどの医療機関を1か月に1回受診するか、訪問看護指示書をどの医師が書くかについて、そして、受診頻度について確認しました。

図4 必要物品と地域支援体制

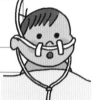

必要物品①：医療保険適用
(在宅酸素療法指導管理料)
- 在宅酸素供給装置、SpO₂モニター
(在宅小児経管栄養法指導管理料在宅経管栄養法用栄養管セット加算)
*退院時に次回外来まで足りるように経管栄養物品を渡す
- 胃管、経管栄養ボトル、経管栄養セット、シリンジ

必要物品②：自費購入
- 胃管や鼻カニューレの固定のためのテープ
- 聴診器
- ベビーカー：市販のもので、酸素ボンベやSpO₂モニターなどの物品が載せられるものを選択。注入ボトルを吊り下げるために、ベビーカー用の傘立て、スマートフォン用の自撮り棒などの活用を紹介する
- その他の一般的な育児準備品：Aちゃんがどこで寝る予定かの確認が重要。ベビーベッドでない場合は工夫が必要。酸素濃縮器、SpO₂モニターなどの配置、経管栄養をどのような方法で行うかについて確認する

地域支援体制
- 訪問看護：目的や家族の不安の程度などにより利用頻度と時間帯を決める。Aちゃんの場合は親の育児不安が強いため、医療的ケア支援、入浴介助、育児相談、発達支援などを目的に週3日の利用を希望した
- 保健師：予防接種・育児相談・医療機関や福祉資源の情報提供など

退院前地域支援会議
- 家族からの参加者：両親、兄
- 病院からの参加者：主治医、病棟看護師、退院調整看護師、MSW
- 地域の支援者からの参加者：訪問看護師、保健師
- 入院中の経過、観察やケアの注意点、指導内容、両親の不安や受け入れ状況について説明し、退院後の家族支援について情報共有
- 今後の受診予定と移動方法について意見交換
- 訪問看護指示書を書く医師の確認
- 緊急時の連絡先の確認
- 親の希望と訪問看護師が訪問可能な時間帯のマッチング
- 退院前に行うべき地域からの要望の確認

退院後の経過

4週間後の外来受診時に、父母からの状況を聞いたところ、以下のような発言がありました。

「経口哺乳の準備と注入の準備に時間がかかり思ったよりも大変でした。洗い物も多いですね。胃チューブの挿入は、訪問看護師さんと一緒にできるので安心でき、助かりました。細かい相談も訪問看護師さんにできて、安心して過ごせました。

SpO₂モニターのアラームが鳴るとドキドキして、確認していましたが、緊急時も含めた対応についても訪問看護師さんと相談して、徐々に慣れてきました。今は少し余裕ができて、子どもと楽しむ時間もできてきました。

医療費や費用についても、入院中にMSWさんに相談できたので安心できました。」

また、表3のようなよい点・改善が必要な点が考えられました。

表3 退院後の経過でよい点・改善が必要な点

よい点
- 母が医療的ケアや育児のことについて、訪問看護師に相談できている
- 家族が緊急時のフローチャートを使用し、SpO₂モニター確認の流れやポイントを確認できた

改善が必要な点
- 日中、体動でSpO₂モニターのアラームが鳴ることは予測できたため、退院前にスタッフ間で装着時間を検討すべきだった
- 活発なため、胃管の自己抜去や鼻カニューレの外れが頻発した。退院前に十分な対策を考える必要があった

(冨田　直、伊藤　恵)

気管切開をした子どもの在宅移行支援

> **例2** **Bちゃん（5歳、女児）**
>
> - **疾患**：脳性麻痺（重症新生児仮死後遺症）、上気道狭窄（舌根沈下）、嚥下障害、誤嚥性肺炎
> - **医療的ケア**：気管切開、経管栄養（1日5回、1回1時間注入、注入ポンプ使用）、在宅酸素療法、気管吸引
> - **ADL**：全介助
> - **身体障害者手帳**：肢体不自由1級（上肢1級・体幹1級）取得済み
>
> - **家族構成**：父（自営業）、母（自営業手伝い）、弟（保育園に通園）、協力者はなし
> - **地域支援**：訪問看護を2か所、平日週5日（入浴介助、排痰ケアなど）、訪問リハビリテーションを週1回、相談支援専門員、ヘルパー、児童発達支援施設、療育施設の通園、療育施設のレスパイト入院利用中。療育施設の主治医から物品提供（在宅療養指導管理料算定）、訪問看護指示書も記載

咳の力が弱く、肺炎による入退院を繰り返しており、気管支内視鏡検査で上気道の閉塞と誤嚥を指摘されていました。外来で主治医から家族に、いずれは気管切開が必要になることを説明されていました。

肺炎を繰り返す間隔が短くなり、呼吸不全により入院した際、PICU（pediatric intensive care unit；小児集中治療室）で気管挿管による人工呼吸管理となりました。在宅診療科医師（在宅移行を支援する医師）は家族に、気管切開について、資料を見せながら時間をかけて説明を実施しました。母は、「本人が楽で家にいる時間が増えるなら」と話し、気管切開を選択しました。

退院後の全身管理と気管カニューレ交換を依頼するため、訪問診療の導入を決めました。

院内連携

Bちゃんの退院に向けて、総合診療科病棟主治医、神経内科外来主治医、病棟看護師、在宅診療科医師、MSW、退院調整看護師、リハビリテーション科でカンファレンスを実施し、支援の方向性と役割分担について確認しました（図5）。また、小児救急看護認定看護師、薬剤科とは家族指導を中心に連携しました。

必要物品準備と地域支援体制づくり

自宅の生活環境やすでに自宅にある物品を確認し、新たに必要な物品を検討しました。

また、必要な地域支援についても検討し、退院前地域支援会議を行い、連携を図りました（図7）。

図5 院内で連携した職種と役割

総合診療科病棟主治医
神経内科外来主治医
- 気管カニューレ交換の指導（図6）
- 病状説明
- 緊急時の対応
- 訪問診療医との連携

在宅診療科医師
- 気管切開に対する意思決定支援
- 在宅療養方針決定に対する支援
- 訪問診療医との連携

MSW
- 訪問診療医（療育施設の訪問診療部）紹介
- 訪問薬局紹介
- 福祉資源の紹介（医療機器購入助成など）
- 保健師との連携
- 在宅重症心身障害児（者）等訪問事業※紹介、連携
- 相談支援専門員との連携
- 退院前地域支援会議の日程調整、司会

病棟看護師
- 気管吸引手技、吸引のタイミング、呼吸状態の観察の指導
- 自宅での吸引カテーテル管理や消毒方法の指導
- カニューレバンド交換、入浴、人工鼻の使用方法などの指導（図6）
- 移動手段の確認

小児救急看護認定看護師
- バッグバルブマスクの使用方法、緊急時対応の指導

リハビリテーション科医師、PT
- 訓練の継続、地域への引継ぎ
- 両親への自宅でできる訓練指導

薬剤科
- 使用薬剤の説明

退院調整看護師
- 医療機器、診療材料の紹介や管理方法の説明
- 療育施設、訪問診療医と在宅支給物品の調整
- 訪問看護ステーションとの連携
- 退院前地域支援会議の日程調整、司会
- 訪問看護指示書、共同指導書の準備
- 必要物品紹介、購入方法案内

※在宅重症心身障害児（者）等訪問事業：東京都で独自に行っている事業。
　https://www.fukushihoken.metro.tokyo.lg.jp/shougai/nichijo/s_shien/houmon.html（2022.7.1アクセス）

図6 医療的ケアに対する母の思いと、指導内容

入浴

母

吸引は慣れれば大丈夫。お風呂が心配。訪問看護師さんにも見に来てほしい。一緒にやってみたい。

↓

訪問看護師が来院し病棟での入浴見学、母と一緒に注意点などを確認

気管カニューレ交換

母

できるかしら。でも覚えないと抜けたときに困るよね。怖いけどやるしかないか。

↓

主治医が父母に4回指導を実施

図7 必要物品と地域支援体制

必要物品①：日常生活用具給付事業の利用
- 吸引器：1台目は身体障害者手帳を利用し購入済
- 吸入器：身体障害者手帳で吸入器を購入することになり、機種選定を実施

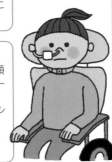

必要物品②：医療保険適用
（在宅療養指導管理料）→訪問診療医へ依頼
- 気管切開：吸引カテーテル、人工鼻、カニューレバンド、アルコール綿
- 経管栄養：胃管、注入ボトル、栄養セット、シリンジ、注入ポンプ
- 在宅酸素療法：酸素濃縮器、酸素ボンベ、SpO_2モニター、モニターセンサー

必要物品③：自費購入
- カニューレバンド：既製品の希望があったため紹介し、訪問診療医に提供可能か相談したところ月1本の提供が可能となった。不足分は自己購入となることを説明した
- バッグバルブマスク：緊急用として、認定看護師が指導を実施
- 吸引器（2台目）：移動用に希望があったため、1台目の吸引器と充電池が共用できる機種を紹介し、購入方法を説明
- アルコール綿：提供できるか、訪問診療医に確認

退院前地域支援会議
- 家族からの参加者：両親
- 病院からの参加者：総合診療科病棟主治医、神経内科外来主治医、在宅診療科医師、病棟看護師、MSW、退院調整看護師、リハビリテーション科
- 地域からの参加者：訪問診療医・看護師、訪問看護師、訪問リハビリテーション（PT）、訪問薬剤師、相談支援専門員、保健所、ヘルパー事業所、児童発達支援施設職員、療育施設の医師・看護師
- 病歴と今回の入院経過について情報を共有。医療的ケアの内容、リスクと緊急時の連絡体制、退院スケジュールと訪問スケジュールを確認した

地域支援体制
- 訪問診療医：月2回訪問。病状観察、気管カニューレ交換、必要物品の支給、全身管理や成長発達の管理を依頼
- 訪問看護：2か所で週5日、24時間対応を継続。入浴方法を実際に病院で見学してもらい、気管カニューレ管理などの情報を共有
- 在宅重症心身障害児（者）等訪問事業※：週1回。気管切開の医療的ケアが追加されたため、新規に導入。退院前に、病院での母によるケアの確認、自宅訪問での環境確認、退院時の同行など

※在宅重症心身障害児（者）等訪問事業：東京都で独自に行っている事業。
https://www.fukushihoken.metro.tokyo.lg.jp/shougai/nichijo/s_shien/houmon.html（2022.7.1アクセス）

退院後の経過

　訪問診療などの地域支援を受けながら在宅療養を継続し、肺炎で入院する頻度は減少しました。

　病状安定後、療育施設への通園や、児童発達支援施設の利用を再開し、療育施設でのレスパイト入院も再開することができました（表4）。

表4 退院後の経過でよい点・改善が必要な点

よい点
- 利用していた2か所の訪問看護ステーションを、同じ日程で継続利用できた
- 訪問診療・訪問薬局を導入し、家族の通院の負担を軽減した
- 療育施設の主治医（地域医）と気管切開について連携し、療育施設の訪問診療部に依頼したことにより、退院後の地域連携がスムーズにできた

改善が必要な点
- 入浴方法の見学が、1か所の訪問看護ステーションのみだった。可能であれば、導入している全部の訪問看護師と日程調整を行うことが望ましかった。今回は、訪問看護師間での連携をお願いした

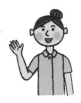

Bちゃんの住む地域の周辺では、カニューレバンドの支給は少ないようでしたが、今回のように、訪問診療医など、物品を提供する医療機関に相談してみるのもよいでしょう。

（神山知子）

人工呼吸器を装着した子どもの在宅移行支援

例3 Cちゃん（1歳、男児）

- **疾患**：脊髄髄膜瘤（脊髄の先天奇形）、キアリ奇形（呼吸や嚥下に障害を認める先天脳奇形）、水頭症

- **医療的ケア**：在宅人工呼吸療法、気管切開、経管栄養（1日5回、1回30分注入）、在宅酸素療法、気管吸引

- **ADL**：両下肢麻痺、定頸あり、寝返り不可、声かけに笑顔をみせる

- **家族構成**：父（会社員、土日休み、育児には協力的）、母（専業主婦）、姉（幼稚園に通園）、母方の実家が近く祖父母の支援が可能だが、フルタイム勤務のため姉の幼稚園送迎の支援は難しい

- **身体障害者手帳1級**：（呼吸機能障害1級、肢体不自由下肢1級）取得済み

- **小児慢性特定疾患**：（脊髄髄膜瘤）取得済み

　帝王切開で出生後、脊髄髄膜瘤修復術、水頭症に対する手術（V-Pシャント術；ventriculoperitoneal shunt）を行いました。術後、医療的ケアはなく自宅退院となりました。今回は、啼泣による著明なSpO$_2$の低下があったため緊急入院となり、PICUで気管挿管による人工呼吸管理となりました。抜管後も啼泣による無呼吸発作とSpO$_2$の低下があったため、キアリ奇形の症状を改善する手術しました。

　その後もSpO$_2$の低下を繰り返すため、在宅への移行を目的として、医師が両親に、気管切開と在宅人工呼吸療法について、説明を行いました。

　母は、「家でも強く泣いた後は、息を止めて青くなっていました。だから泣かさないように注意して、抱っこやトントンしてあやしていました」「気管切開は、どこかでしなくても大丈夫かなと思っていたけど、やるしかないと思っています。早く家に連れて帰りたい」と話しました。その後、単純気管切開術を行い、在宅人工呼吸療法（入浴時の離脱可）、在宅酸素療法、経管栄養を導入して退院となりました。

院内連携

　一般病棟へ転床後、退院に向けて、医師、病棟看護師、在宅診療科医師、MSW、退院調整看護師、臨床心理士、リハビリテーション科でカンファレンスを実施しました。また、小児救急看護認定看護師、臨床工学技士、薬剤科、栄養科とは家族指導を中心に連携しました。

　在宅移行支援において、院内で連携した各職種の役割を示します（図8）。

図8 院内で連携した職種と役割

主治医・各科診療科医師
- 人工呼吸器機種の決定
- 気管カニューレ交換の指導
- 病状説明
- 緊急時の対応
- 訪問診療医と連携

在宅診療科医師
- 気管切開実施、人工呼吸器使用に対する意思決定支援
- 在宅療養方針に対する支援
- 訪問診療医との連携
- 退院前地域支援会議の司会

MSW
- 訪問診療医、薬局紹介
- 社会資源の紹介・手続きの手伝い
  (24時間人工呼吸器装着による身体障害者手帳1級の申請や手当て、医療機器購入補助金など)
- 保健師との連携
- 相談支援専門員の紹介、連携
- 在宅重症心身障害児(者)等訪問事業※紹介、連携
- 退院前地域支援会議の日程調整、資料提供、司会
- 自宅環境確認(退院前訪問) ●介護タクシー紹介

退院調整看護師
- 医療機器・診療材料の紹介や管理方法の説明
- 訪問看護ステーションとの連携、訪問調整、連絡
- 訪問診療医と在宅支給物品、業者契約の調整・連絡、在宅療養指導管理料移行月の調整
- 人工呼吸器・酸素などの業者との連絡、設置日・説明日の調整
- 通院時の方法(ベビーカーへの移乗・物品配置、移動用人工呼吸器回路への交換など)の説明
- 他の医療的ケア児の家族の紹介
- 災害対策の説明(病院のマニュアルを紹介、停電の備え、荷物準備等)
- ケア習得状況の確認、必要物品・購入方法の紹介、自宅環境確認(アンペア数など)
- 写真入り資料作成(人工呼吸器回路・物品リスト)
- 退院支援カンファレンス:参加者・日程調整、司会
- 退院前地域支援会議:参加者・日程調整、資料提供
- 訪問看護指示書、共同指導書の準備

病棟看護師
- 家族の生活時間(24時間表)の確認
- ケア指導:吸引(口腔、鼻腔、気管)、カニューレバンド作成・交換、経管栄養、胃管交換
- 入浴、おむつ交換(皮膚瘻用)、物品紹介
- 人工呼吸器の取り扱い:アラーム対応、回路の取扱い、加湿器用蒸留水パック交換
- ベビーカーへの移乗練習(散歩):人工呼吸器、吸引器、酸素ボンベ、SpO$_2$モニターの載せかた
- 自宅環境確認、退院前訪問の実施

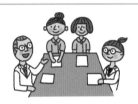

臨床心理士
- 家族の精神的フォロー
- 情報共有

小児救急看護認定看護師
- 緊急時対応の指導
- バッグバルブマスク使用方法

臨床工学技士
- 人工呼吸器管理方法の説明

栄養科
- 高濃度ミルク作成方法の指導

薬剤科
- 使用薬剤の説明

リハビリテーション科医師・PT
- 訓練の継続、両親への自宅でできる訓練指導
- ベビーカー、チャイルドシートのポジショニング確認
- 地域への引継ぎ

母の気持ちを考慮し、視覚的情報を多く取り入れるなど、ケア指導の方法を工夫しました(表5)。

※在宅重症心身障害児(者)等訪問事業:東京都で独自に行っている事業。
https://www.fukushihoken.metro.tokyo.lg.jp/shougai/nichijo/s_shien/houmon.html(2022.7.1アクセス)

表5 医療的ケアに対する母の気持ちと、指導の工夫

母の気持ち	● 「文字より絵のほうがわかりやすい。何回もやらないと覚えられない」
病棟看護師の工夫	● 文字より写真や絵のほうが理解しやすいと判断し、絵や写真を多用した資料を作成した ● 1つの医療的ケアができるようになってから次にステップアップした ● 吸引器の使用について、面会中は購入品を使用し、機器に慣れてもらうようにした ● 父や祖母もケアが習得できるよう、指導を計画・実施した
退院調整看護師の工夫	● 在宅人工呼吸器回路(通常回路・移動用回路への交換)の組み立て順を書き込んだ資料、必要物品リスト(訪問診療医からの提供物品、自費購入する物品の区別がつくように)を、写真を用いて作成した ● 他の医療的ケア児の家族を紹介した

必要物品準備と地域支援体制づくり

　自宅の生活環境やすでに自宅にある物品を確認し、新たに必要な物品を検討しました。

　また、必要な地域支援についても検討し、退院前地域支援会議を行い連携を図りました（図9）。

図9　必要物品と地域支援体制

必要物品①：日常生活用具給付事業の利用
- 吸引器：身体障害者手帳の給付金を利用し購入
  ＊吸入器は不要と判断した

必要物品③：医療的ケア用品の自費購入
- 聴診器
- アルコール綿
- 胃管の固定テープ
- 吸引器2台目（移動用）
- 手動式吸引器（災害用）
- 外出用吸引セット（吸引カテーテル保管用ボトル、通水用ボトル、収納バッグ）

必要物品②：医療保険適用
（在宅療養指導管理料）→訪問診療医へ依頼
- 人工呼吸器：通常用・移動用回路、回路用人工鼻、外部バッテリー、バッグバルブマスク、加湿用蒸留水
- 気管切開：吸引カテーテル、人工鼻、気管カニューレ、カニューレバンド（アルコール綿は訪問診療医に相談）
- 経管栄養：胃管、注入ボトル、栄養セット、シリンジ
- 在宅酸素療法：酸素濃縮器、酸素ボンベ、SpO$_2$モニター、モニターセンサー

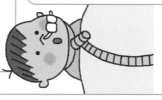

必要物品④：医療機器・医療的ケア用品以外の自費購入準備
→母親と一緒に確認・相談しながら病棟看護師、MSW、退院調整看護師で連携し実施
- 自宅での過ごし方：今までは布団。今回の退院では人工呼吸器使用のためベッドへの変更をすすめ、ベビーベッドを購入。日中の人工呼吸器離脱時（短時間可）はリビングでマットを使用
- 吸引器・人工呼吸器用のワゴン：イメージできるよう他の家族の写真を紹介。退院前訪問時に自宅環境を確認し、ベッドと合わせて配置を検討後に購入
- ベビーカー：持参していたベビーカーを確認、荷台が小さく荷物が載らないことが判明したため、荷台の大きいベビーカーの準備を依頼し人工呼吸器・SpO$_2$モニター・吸引器を実際に載せて確認

地域支援体制
- 訪問診療医：気管カニューレ交換と在宅療養指導管理料、必要物品の支給、月2回訪問、退院後の主治医として予防接種や全身管理、成長発達の管理を依頼、緊急時フローチャートを一緒に作成
- 訪問看護：2か所の訪問看護ステーションを導入（週5日の訪問と24時間対応、姉の幼稚園送迎のタイミングで1日2回の留守番を含んだ訪問看護を依頼。退院当日は自宅到着時間に合わせて訪問し、人工呼吸器などの設置確認や環境整備支援を依頼）
- 保健師に在宅レスパイト（訪問看護師が長時間の留守番看護を行う、一部自治体で行っている制度）を利用可能か確認し、利用ができることが判明し依頼
- 通院時：祖父母に協力依頼し車で来院、もしくは介護タクシーを利用
- 退院後、保健師中心に在宅人工呼吸器使用者災害時個別支援計画を作成予定

退院前地域支援会議
- 家族からの参加者：両親
- 病院からの参加者：主治医、各診療科医師、病棟看護師、MSW、退院調整看護師、リハビリテーション科
- 地域からの参加者：訪問診療医、訪問看護師、訪問薬剤師、保健師、自治体障害福祉課、相談支援専門員
- 今回の入院経過や治療内容、医療的ケア内容、今後の方針、退院後の受診頻度などの医療的な内容と、家族情報、移動手段などについて情報を共有し、退院スケジュールと訪問スケジュール、地域からの要望などを確認した

退院後の経過

　外泊、短期退院を実施後、本退院となりました。よい点・改善が必要な点は表6のとおりです。

　本退院後は、地域支援を受けながら、ほぼ入院せずに在宅での生活を送っています。

　退院直後の外来には祖父母と一緒に来院することもありましたが、その後は介護タクシーを利用し、母が1人でCちゃんを連れて来院するようになりました。吸引カテーテルの管理方法やベビーカーの使用方法など、母自身で使いやすいように工夫していました。

表6　退院後の経過でよい点・改善が必要な点

> **よい点**
> ● 緊急時フローチャートを主治医・訪問診療医と相談して作成し、訪問看護師と母で確認した
> ● 訪問看護師に同行して退院前訪問を実施し、自宅の準備状況を確認したことは、母から、自宅での不安や工夫点など相談できるのでよかったと話があった
> ● 他児の自宅の様子を写真で見てもらったことで、自宅での生活のイメージにもつながった
> ● B病院の災害対策マニュアルを紹介し、災害への備えや予備物品の準備をしておくことを説明した
>
> **改善が必要な点**
> ● 訪問リハビリテーション（PT）の導入ができなかった。祖父母も仕事をしているため姉の幼稚園送迎時の協力が難しく、送迎ができるタイミングで対応可能な訪問看護ステーションにはPTが不在のため依頼ができなかった。訪問看護師への情報提供と、可能な範囲でのリハビリテーションを依頼し、療育施設への通園について地域に確認した

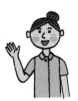

> 近年自然災害が多くなっているため、入院中から災害対策について説明し、家族への意識づけをしていくことも大切です。

（神山知子）

PART

4

地域での生活
を支えよう

生活を支える視点として大切なこと

① 外出時の工夫

② 入浴時の工夫

③ 訪問リハビリテーション

④ 摂食嚥下の支援と口腔ケア

⑤ 発達支援と遊び

⑥ 家族の心の理解と支援

⑦ 在宅で活用できる社会資源

⑧ 緊急時の対応

⑨ 日ごろからの災害対策

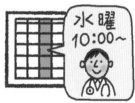

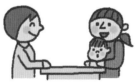

生活を支える視点
として大切なこと

医療的ケア児の生活を支える視点として、大切なことがいくつかあります。

地域で生活する医療的ケア児は、家族のなかで家族の世話を受けて命をつないでいます。そして、家族は社会とのつながりのなかで、子どもとともに生活し、家族の構成員（親、きょうだい、祖父母など）もまた、それぞれの大切な人生を歩んでいます。

自分の意思を伝えることが難しい医療的ケア児の支援は、対象となる子どものみならず、家族（親）の支援という視点が、成人の訪問看護より色濃くなります。

ケアの場が医療機関ではなく在宅であることや、対象が小児であることもふまえ、いくつかのポイントをお伝えします。

親が過度の負担なく
子どもの世話をできるよう整える

子どもが退院して間もないころは、親が「支援者に何を頼んでよいのかわからない」ということもあります。支援者側から提案しながらケア体制を構築し、介護負担を軽減していきます。

参照

① 外出時の工夫 ➡ p.148
② 入浴時の工夫 ➡ p.153
⑦ 在宅で活用できる社会資源 ➡ p.184

親に寄り添い、エンパワメントする

親は試行錯誤しながら子どものことを理解していきます。親の観察力や愛着の形成を促すよう寄り添い、親の育児力形成を支援する視点が必要です。親として、子どもの病状を適切に判断し、対応できる力をつけていくことは、子どもの生命を守ることにつながります。

参照

⑥ 家族の心の理解と支援 ➡ p.179
⑧ 緊急時の対応 ➡ p.190

支援者がいない時間に
起こりうることを想定し、予防的に整える

　子どもには、急な体調不良になることや、これまでできなかった寝返りが突然できるようになってベッドから転落するなど、さまざまなアクシデントが起こります。訪問看護師が訪問しているのはわずかな時間です。訪問していないときに起こりうることを想定し

ながら、前兆を観察し、環境を整えて親に助言することが重要です。

　⑧ 緊急時の対応 ➡**p.190**

子どもの成長・発達を促す

　子どもは未知の可能性を秘め、成長・発達していきます。在宅でできる療育のほかにも、療育施設や児童発達支援の利用、保育所・幼稚園の通園などをじょうずに活用して、成長・発達を促します。子どもの成長する姿や笑顔は、親の大きな力、励みとなります。

　③ 訪問リハビリテーション ➡**p.161**
　④ 摂食嚥下の支援と口腔ケア ➡**p.169**
　⑤ 発達支援と遊び ➡**p.174**
　⑦ 在宅で活用できる社会資源 ➡**p.184**

親自身やきょうだいのための支援も行う

　家族にとって、子どもの障害や発達の遅れなどを受容することは、そう簡単なことではありません。また、その子に手がかかるぶん、きょうだいが寂しい思いをしているかもしれません。親がきょうだいに愛情を注ぐ時

間が十分とれるように支援し、保護者自身の時間も大切にしてもらえるよう伝えましょう。

　⑥ 家族の心の理解と支援 ➡**p.179**

親との価値観の相違や
葛藤が生じた場合は、俯瞰してみる

　親のニーズを聞きつつ支援することが多いですが、ときには子どもの権利と合致せず、支援者が葛藤に陥ることがあります。そのときは事象を俯瞰してみましょう。カンファレンスや事例検討などが有効です。その際は、個人情報の取り扱いに十分配慮します。経

験と思考を繰り返し、専門職としての支援技術を積み上げていきましょう。

　⑥ 家族の心の理解と支援 ➡**p.179**
　⑦ 在宅で活用できる社会資源 ➡**p.184**

PART4では、退院して間もない時期に
最低限必要とされる技術や知識を中心に構成しています。
家庭での生活のスタートがよりよいものになるように支援していきましょう。

（小川一枝）

① 外出時の工夫

子どもとの外出は、荷物が多く大変です。医療的ケア児の場合は、育児用品に加えてさまざまな医療機器を持ち歩く必要があります。
そのため、外出にはちょっとした工夫が必要です。
退院してすぐに外来受診が予定されることも多いため、子どもや介助者にとって安全で、負担が少ない方法を考える必要があります。

移動方法

主な移動方法としては、自家用車、福祉タクシー、公共交通機関の利用などがあります（表1）。

外出時に使えるサービスや助成もあるため、詳細は自治体に確認しましょう（表2）。

表1 移動方法と長所・短所

	自家用車	公共交通機関	福祉タクシー	居住地域の ハンディキャブ事業 （福祉有償運送）
移動方法	自家用車内のイメージ	公共交通機関内のイメージ	福祉タクシー・ハンディキャブ※のイメージ ※福祉タクシーより小さいタイプの車もある	
長所	● 家族のペースで移動できる ● 料金がかからない ● 感染のリスクが低い	● 料金が安い	● ベビーカー（車椅子）のまま乗車できる ● 介助者1人でも利用しやすい	● 福祉タクシーより料金が安い ● ベビーカー（車椅子）のまま乗車できる ● 介助者1人でも利用しやすい
短所	● 福祉車両でない場合、ベビーカー（車椅子）からチャイルドシートへの移乗や医療機器を再度セッティングする必要がある	● 乗降車時に人手が必要となる ● 気候や天候に特に配慮する必要がある ● 乗り継ぎなど考慮して、時間にゆとりが必要となる ● 感染のリスクが高い	● 事前予約が必要で時間の融通がつきにくい ● 費用が高い （タクシー料金より高めで介助者費用がかかることもある） ● ベビーカー使用不可の場合もある	● 事前登録と会費が必要となる ● 事前予約が必要で時間の融通がつきにくい ● ベビーカー使用不可の場合もある ● 居住地により、事業自体がない場合もある

＊写真はご家族の同意を得て掲載しています。

表2 外出時に使えるサービス、助成の例

助成	割引	サービス
● タクシー券 ● 自動車燃料費助成など	● 鉄道運賃 ● バス料金 ● 有料道路通行料金 ● タクシー割引運賃など	● 移動支援ヘルパー （小学生以上が対象の場合が多い）

＊居住地域により異なるため、詳細は自治体に確認する。

外出時の注意事項

　外出先でケアに必要な物品が足りないということがないように、前もって荷物は準備し、持ち運びやすいようにまとめておきましょう。

　持ち物チェックリストを活用すると、忘れ物を防ぐことができます（表3）。

　また、スケジュールや移動経路は、右記のような点に留意し、前もって確認しておきましょう。

● 時間どおりに進まないことを想定して、ゆとりをもったスケジュールを立てる

● 移動に伴い気道分泌物が上がってきやすくなるため、あらかじめ吸引などができる休憩場所の見当をつけておく

● 外出先の設備（授乳室、給湯設備、おむつ替えスペース、電源など）をあらかじめ確認しておく

公共交通機関の
バリアフリー設備については、
「らくらくおでかけネット」
https://www.ecomo-rakuraku.jp
で知ることができます。

表3 外出時の持ち物チェックリストの例

ベビーカーに載せるもの

● 人工呼吸器、加温加湿器

● 吸引器、吸引物品（チューブ、通し水、アルコール綿、ゴミ袋）、手指消毒薬

● SpO_2 モニター

● 酸素ボンベ（残量に注意し、必要量を前もって計算しておく）

● バッグバルブマスク

バッグに入れて持ち運ぶもの

● カニューレ、カニューレバンド

● 薬、注入セット、聴診器、シリンジ、栄養剤、調乳瓶、お湯（給湯設備がない場合）

● 電源コード、バッテリー類

● ベビーグッズ（おむつ、着替え、おもちゃ、タオルなど）

● その他（現金、診察券、保険証、乳児医療証、各種手帳類）

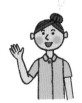

医療機器、バッテリーは確実に充電しておきましょう。病院では電源を借りられることも多いため、電源コードも忘れずに持参します。

149

ベビーカーと荷物の工夫

医療的ケア児は、ベビーカーの下かごに医療機器を載せて移動することが多くなります。そのため、ベビーカーは下かごが大きく、機器類が出し入れしやすいものが理想的といえます。ただし、必ずしも新しいものを買う必要はありません。手元にあるものでも、荷物の載せかたを工夫すれば使えることがあります（図1）。

また、子どもの体重と医療機器の重さも考えて、耐荷重や操作性についても検討する必要があります。

図1 ベビーカーに荷物を載せるときの工夫

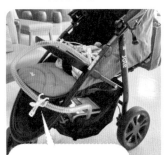

人工呼吸器回路は、大きめの洗濯ばさみなどを使って固定するとよい

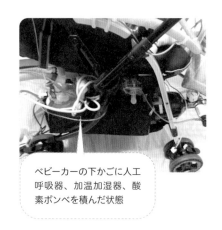

ベビーカーの下かごに人工呼吸器、加温加湿器、酸素ボンベを積んだ状態

クリップ式ミニ扇風機

注入ポンプ

栄養ボトル

ペットボトルカバー

+マジックテープ

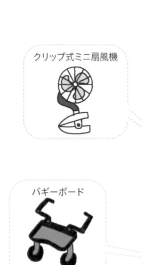

バギーボード

荷物を載せられるが不安定になりやすいので、使用する場合は荷物とバギーボードをしっかり固定する

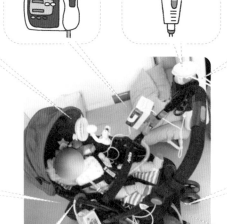

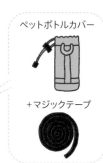

人工呼吸器

カラビナリング

バッグバルブマスク

大きめの洗濯ばさみ

回路の固定やコード類とまとめるときに使用するとよい

＊写真はご家族の同意を得て掲載しています。

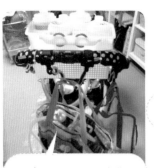

ベビーカーのハンドル部分にも、フックなどを利用して荷物を掛けることができる（重すぎるとベビーカーが倒れる危険があるため、注意する）

〈外出時の吸引セット〉

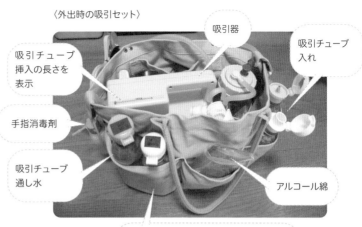

吸引器

吸引チューブ
挿入の長さを
表示

吸引チューブ
入れ

手指消毒剤

吸引チューブ
通し水

アルコール綿

吸引セットをまとめるバッグは、底が
しっかりしたものが安定し使いやすい

体温調整の工夫

暑さ・寒さ対策の物品を準備し、体温を調整しやすくすることも大切です（図2）。

図2 体温調整に役立つ物品

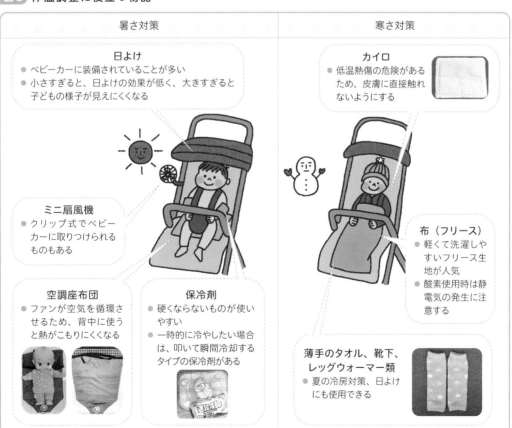

暑さ対策	寒さ対策
日よけ ● ベビーカーに装備されていることが多い ● 小さすぎると、日よけの効果が低く、大きすぎると子どもの様子が見えにくくなる	**カイロ** ● 低温熱傷の危険があるため、皮膚に直接触れないようにする
ミニ扇風機 ● クリップ式でベビーカーに取りつけられるものもある	**布（フリース）** ● 軽くて洗濯しやすいフリース生地が人気 ● 酸素使用時は静電気の発生に注意する
空調座布団 ● ファンが空気を循環させるため、背中に使うと熱がこもりにくくなる	**保冷剤** ● 硬くならないものが使いやすい ● 一時的に冷やしたい場合は、叩いて瞬間冷却するタイプの保冷剤がある
	薄手のタオル、靴下、レッグウォーマー類 ● 夏の冷房対策、日よけにも使用できる

抱っこ帯、抱っこひもの準備

2階以上でエレベーターがない住宅に居住している場合や、災害時の避難用などに、抱っこ帯、抱っこひもなどを準備しておくと便利です（図3）。

図3 いろいろな抱っこ用品

抱っこ補助具

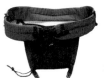

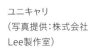

ユニキャリ
（写真提供：株式会社
Lee製作室）

携帯用担架

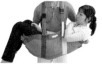

らくちんだっこ
（写真提供：株式会社松本
義肢製作所）

携帯用介護補助具

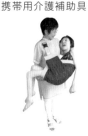

ちょい楽ばんどメッシュ
（写真提供：まるいラボ）

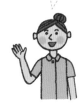

このほかにもデモ機を借りて試せるものや、完全オーダーメイドできるものなどもあるため、ニーズに合わせて選びましょう。

（平本栄己）

参考文献
1) 岡野恵里香編, 前田浩利監修：病気をもつ子どもと家族のための「おうちで暮らす」ガイドブックQ&A－医療的ケア・サポートが必要な子どもとの生活のヒント. メディカ出版, 大阪, 2016.
2) 八代博子編, 鈴木康之, 舟橋満寿子監修：写真でわかる重症心身障害児〈者〉のケア. インターメディカ, 東京, 2015.
3) 田村正徳監修, 梶原厚子編：在宅医療が必要な子どものための図解ケアテキストQ&A. メディカ出版, 大阪, 2017.

COLUMN

地域に求められる小児訪問看護

私は東京都日野市で、訪問看護ステーションや、重症心身障害児対象の通所サービスを運営しています。2009年の訪問看護ステーション開設当初は、小児の訪問看護には苦手意識があり、小児の受け入れはしていませんでした。私自身に小児科の経験がなく、スタッフにも経験者がいないことで、無理だと思っていたからです。

しかし、地域では小児を受け入れている訪問看護ステーションが少なく、医療機関から強い要望がありました。そこで「安定している小児から受け入れてみませんか」と言ってくれたのは、子育て経験豊富なスタッフたちでした。

はじめての小児を受け入れたあと、続々と新規の相談が来るようになりました。今となっては常時20名前後の小児を担当しており、ほとんどが重症心身障害児や医療的ケア児です。

親の悩みや相談を聞く機会も多くあり、「自分の時間がもてない」「歯医者に通いたい」「安心して預けられる場所がほしい」といった、切実な願いが聞かれ

ました。それを受け、2017年には、重症心身障害児のための児童発達支援・放課後等デイサービスを開設しました。2018年には2か所目を開設し、現在は訪問看護師とデイサービス職員が連携しながら、地域で暮らす子どもとその家族を支援しています。

（ラピオンナースステーション・柴田三奈子）

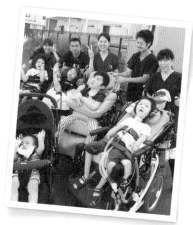

＊写真はご家族の同意を得て掲載しています。

② 入浴時の工夫

入浴は子どもにとって、爽快感が得られ、リラックスできる機会であるとともに、浮力で体を動かすことや、水遊びができる楽しみの場でもあります。また、家族にとっては、子どもとスキンシップやコミュニケーションを図る機会であるとともに、子どもの成長や育児の喜びを感じられる場ともなります。

そして、看護師にとっては、子どもの全身を観察できる、皮膚を清潔に保てる、排痰を促すなどの利点があります。

入浴方法の検討

入浴は、退院後すぐに必要となります。家族にとっては、医療的ケアのある子どもが自宅でどのように入浴するのか、イメージはしにくいといえます。

そこで支援者は、子どもの身体状況や医療的ケアの種類、家族の意向や家庭環境などから、入浴の場所(表1)や用具(図1)などを選択し、安全・安楽な方法を家族と一緒に検討します。

表1 入浴の場所

自宅	● 洗面所(洗面台) ● 台所(シンク) ● 浴室 ● 居室
自宅外	● デイサービス ● 施設入浴

図1 入浴用具の例

浴槽

- ベビーバス
- 台所シンク
- ビニールプール
- 衣装ケース
- 角型タライ
- 訪問入浴サービス（居宅サービス）

● シートが取り付けられるベビーバス

● 簡易浴槽

フレキシバス
（写真提供：株式会社ストッケ）

かえるのオフロ
（写真提供：かえるキッズのお助け隊）

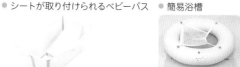

自宅での使用例(p.159)

椅子・リフト

● バスチェア(p.156)　　　● シャワーチェア(p.158)　　　● リフト(p.158)

ソフトバスチェア
（写真提供：株式会社日本育児）

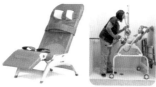

入浴用チェア ユニット リフトンウェーブ
（写真提供：アビリティーズ・ケアネット株式会社）

介護リフト かるがる®V（ファイブ）
（写真提供：株式会社竹虎）

そのほかの用具

- バスマット
- 滑り止めマット
- ビニールシート
- ビニール製エアー枕
- 園芸用シャワー
- 風呂水ポンプ

- シュシュやヘアーバンド(低緊張児で上下肢を固定)

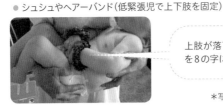

上肢が落下しないようにシュシュを8の字にして固定

＊写真はご家族の同意を得て掲載しています。

- ポータブルシャワーとポリタンク

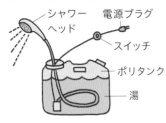

シャワーヘッド
電源プラグ
スイッチ
ポリタンク
湯

- ペットボトルじょうろ

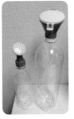

- ベビーバスネット

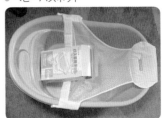

- フロート　● ヘッドフロート(p.158)

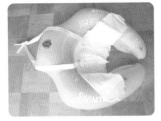

- ネックシャッター(p.157)

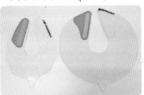

注意!
ラテックスアレルギーは使用不可

身体の状況、医療的ケアと入浴時の注意点

子どもの身体の状況や医療的ケアの種類をふまえた注意点をおさえ、入浴方法を検討します(表2、3)。

入浴時は、子どもの表情、顔色、口唇の色、呼吸状態などをよく観察しましょう。

表2 **身体の状況と注意点**

身体の状況	注意点
医療ニーズが高い	● 浴室での入浴が危険を伴わないか確認する
重症心身障害児	● 筋緊張の異常やてんかん、骨の脆弱性がある。移動時に体が壁などにぶつかることで生じる外傷や、移乗時に上肢を巻き込むことによる脱臼、上下肢にひねりや外力が加わることによる骨折に注意する。また、浴槽内での急な反り返りやてんかん発作の出現に注意する
呼吸障害	● 人工呼吸器や酸素を使用している場合、どのように入浴するか医師に確認する ● 浴槽の湯に深く浸かると水圧により呼吸困難が出現するため、水位に注意する
心疾患	● 浴室と居室との温度差がないようにし、熱い湯や長湯は避ける ● 浴槽の湯に深く浸かると水圧により心臓に負担がかかるため、水位に注意する

表3 医療的ケアの種類と入浴時の注意点

在宅酸素療法	● 酸素チューブは酸素濃縮器から浴室まで移動できる長さにする ● チューブの閉塞、屈曲に注意する **注意！** 長さに限度があるため、業者に相談する
気管切開	● すぐに吸引できるように吸引器を用意する ● フィルターを外した人工鼻を装着する。その上にネックシャッターを装着すると洗顔や洗髪時に湯の流入を防ぐことができる **注意！** フィルターをつけたままにすると、湿気で目づまりを起こし、呼吸困難を起こすことがある ● 気管切開孔周囲をタオルで囲み堤防をつくる。首まわりに湯をかけるときにはタオルを押さえて、湯の流入を防ぐ ● 洗身時にエアー枕などで頭部を挙上、またはシャワーチェアなどで上体を挙上すると、湯が流入しにくい ● 湯に浸かるときは背もたれがあると姿勢が固定され、安全に入浴できる 気管切開孔への湯の流入を防ぐ
人工呼吸器	● バッグバルブマスクと気管カニューレの間にフレキシブルチューブを装着することで"あそび"をもたせると、気管カニューレが動くことによる苦痛や、気管カニューレ抜去のリスクを最小限にできる **注意！** フレキシブルチューブの使用は、死腔(ガス交換が行われない領域)が問題になることがあるため、医師に確認する バッグバルブマスク ● バッグバルブマスクが湯に浸かると中に湯が入ってしまうため、湯に浸からないよう注意する ● 移動時に回路内の水滴が気管切開孔に入らないように、よく水を払う **注意！** 長時間の用手換気で呼吸困難をきたすことがある ● 人工呼吸器を使用する場合、湿気や水が入ると故障の原因になるため、湿気や水がかからない場所に設置する ● 回路が引っ張られて気管カニューレを抜去しないように、回路を固定する
経鼻胃管栄養 経鼻腸管栄養	● チューブを引っかけて抜去してしまうことがあるため、チューブはまとめておく ● 固定テープは濡れるとはがれやすくなるため、抜管に注意する
吸引	● 口鼻腔吸引を頻繁に行う場合は、手動式吸引器を利用すると便利 ● 気管吸引を頻繁に行う場合は、浴室の外に吸引の介助者がいるとよい

＊写真はご家族の同意を得て掲載しています。

入浴場所と浴槽の検討

　子どもの身長や体重、運動面の発達状況から、浴槽の種類を検討します。そして、成長に伴い変更していきます。

①洗面所で洗面台を使用

　体が小さい乳児は、洗面台での入浴が可能です。

②台所でシンクを使用

　日中はリビングで過ごす子どもが多いので、移動距離が短く、保温などの配慮がしやすくなります。

　人工呼吸器を装着している場合は、機器を載せたワゴンごと台所へ移動して入浴することが可能です（図2）。

　洗い流すときは、伸縮シャワーノズルタイプの水栓が便利ですが、ペットボトルじょうろも活用できます。

図2 人工呼吸器を載せたワゴン

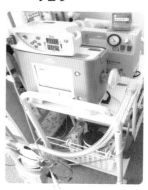

加温加湿器もワゴンに固定すると移動しやすい

③浴室でベビーバスを使用

体重が10kg程度になっても、大きなベビーバスであれば使用できます。

成長発達に伴い体動が激しくなると、ベビーバスの中で体を支えながら洗うことが難しく、危険を伴います。その場合は、ベビーバスは湯に浸かるだけにして、床（バスマットの上）で体を洗います。

気管切開をしている場合は、気管切開孔に湯が入らないようにするため、ベビーバスの中では、背もたれを使用すると姿勢が安定します（図3）。床で体を洗う際は、枕で頭部を高くするとよいです（図4）。枕は乾きやすく湯がたまらないもの（穴あきのエアー枕など）が便利です。角型タライにバスチェアを入れて入浴することも可能です（図5）。

図3 背もたれを使用した入浴

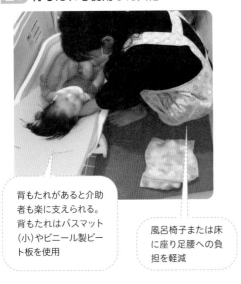

背もたれがあると介助者も楽に支えられる。背もたれはバスマット（小）やビニール製ビート板を使用

風呂椅子または床に座り足腰への負担を軽減

図4 枕を使用して床で洗身

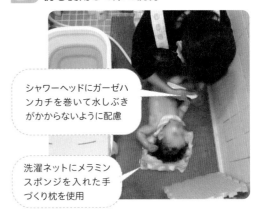

シャワーヘッドにガーゼハンカチを巻いて水しぶきがかからないように配慮

洗濯ネットにメラミンスポンジを入れた手づくり枕を使用

図5 角型タライとバスチェアを使用した入浴

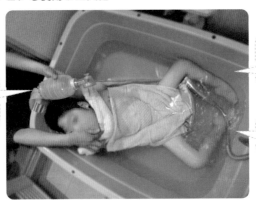

バッグバルブマスクにフレキシブルチューブを接続して用手換気

栓つきのタライ。湯を抜き足ししながらタライの中で洗髪と洗身を完結

ソフトバスチェア（p.153）に座っている

＊写真はご家族の同意を得て掲載しています。

浴室の床がせまい場合や、床での介助が負担となる場合は、浴槽の上を利用することも可能です（図6）。

ただし、浴槽のふたの上にベビーバスを置くと、ふたごと落下することがあります。そのため、重さに耐えられるふた、もしくは台を設置します。

湯を抜き足ししながらベビーバスの中で洗髪や洗身を完結させることで、腰を曲げず、移乗せずに介助できます。

一方、床で体を洗い、浴槽の上まで抱き上げる場合は、介助者の腰に負担がかかるため、なるべく高低差を少なくします。シャワーチェア（p.153）の使用も便利です。キャスターつきであれば、居室から浴室までシャワーチェアに乗ったまま移動することができます。

介助者が2名の場合は、1人が椅子に座って子どもを抱き、もう1人が体を洗う方法もあります。体を洗う介助者はしゃがまずに済み、子どもを抱いている介助者は椅子から立ち上がるだけでベビーバスへ移乗できます。

シャワーチェア（p.153）

図6 浴槽の上にベビーバスを設置した入浴

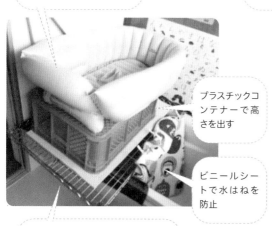

背もたれのあるベビーバスは気管切開をしている子どもも介助しやすい

プラスチックコンテナーで高さを出す

ビニールシートで水はねを防止

浴槽の上にメタルラックの棚板を設置し、滑り止めで固定している

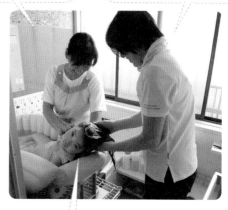

子どもが滑っておぼれないように支える

浴槽の中と外で子どもが腕から滑り落ちないように注意しながら受け渡す

フィルターを抜いた人工鼻の上にネックシャッターを装着している

④浴室で浴槽を使用

ヘッドフロート（頭部固定式の水泳訓練用浮具）などを使用すると、より安全に湯に浸かれます（図7）。シャワーチェアを浴槽内に入れて湯に浸かることも可能です（図8）。

家族やヘルパーが水着を着て、子どもを抱いて湯に浸かる方法もあります。

浴槽へ出入りする際、子どもを抱いて浴槽をまたぐと、バランスを崩しやすく危険を伴います。浴槽の中と外で子どもを受け渡すなど、安全面に注意しましょう。

図7 ヘッドフロートを使用した入浴

図8 シャワーチェアを使用した入浴

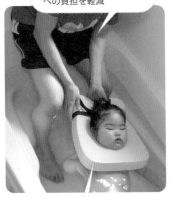

浴槽のふちに腰かけて腰への負担を軽減

ヘッドフロート

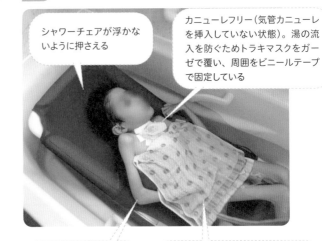

シャワーチェアが浮かないように押さえる

カニューレフリー（気管カニューレを挿入していない状態）。湯の流入を防ぐためトラキマスクをガーゼで覆い、周囲をビニールテープで固定している

ベルトで体を固定する

タオルにやさしく湯をかけて、上半身を保温する

⑤浴室でリフトを使用する方法

子どもの体が大きくなると、介助者が抱きかかえて浴槽に入ることは困難になり、危険も伴います。そうした場合にはリフトを使用することで、子どもも介助者も安全に入浴できます

（図9）。

リフトに対応したシャワーチェアを使用すると、姿勢を固定したまま湯に入れるため、気管切開児でも安心して入浴できます。

図9 入浴用リフトを使用した入浴

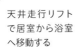

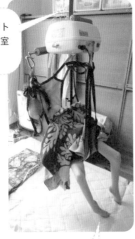

天井走行リフトで居室から浴室へ移動する

移動時は足が引っかからないように介助する

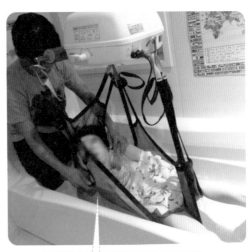

気管切開をしていても介助者が体を支えれば安全に湯に浸かれる

＊写真はご家族の同意を得て掲載しています。

⑥居室での入浴

　浴室での入浴が困難な場合や、浴室への移動に危険を伴う場合は、居室での入浴を検討します。医療機器がそろっているため、緊急時にすぐに対応できるという利点があります。

　簡易浴槽を使用する場合は、人手が必要となります（図10）。その際、役割分担をしてお

くと、スムーズに介助できます。

　テーブルの上に浴槽を設置すると、介助者の腰への負担が軽減できます（図11）。バケツで湯をため、ペットボトルシャワーなどで洗い流します。風呂水ポンプで排水することも可能です。

図10 簡易浴槽を使用した入浴

人工呼吸器は棚に置いたまま使用している

ベッドの隣に浴槽を設置することで平行移動ができる

子どもの体を洗う人、吸引やシーツ交換などの外回りをする人など、役割分担をするとよいです。

訪問看護師

湯に浸かると体が浮くため、必ず1人が子どもの体を支える

太い針金を入れたホースにバスタオルを巻き、殿部のずれを防ぐ工夫

手元で止水できる園芸用シャワーが便利

湯を抜き足ししながら入浴

排水ホースを浴室までつなげているため、栓を抜くと自然に浴室へ排水される

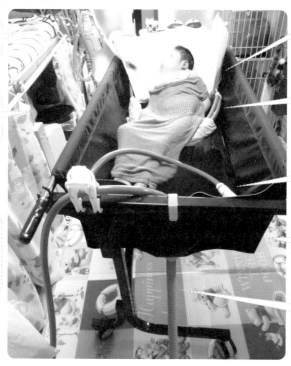

ホースは大きい洗濯バサミで固定

浴槽は子どもの体の大きさに合わせてオーダーメイド

人工呼吸器の回路はロール状のマジックテープでしっかり固定

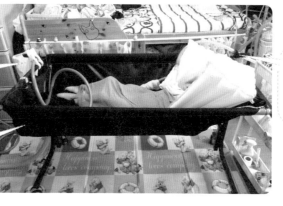

図11 テーブルの上に浴槽を設置した入浴

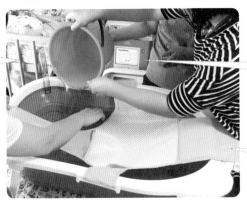

バケツで湯を
ためる

人工呼吸器を装着したまま入浴。
湯がかからないように注意する

ベビーバスネットを
使用し、姿勢を固定

（佐久間香子）

参考文献
1）東京都福祉保健局 重症心身障害児在宅療育支援マニュアル作成委員会編：訪問看護師のための重症心身障害児在宅療育支援
マニュアル．第2版，東京都生活文化局広報広聴部都民の声課，2014.
2）鈴木康之, 舟橋満寿子監修, 八代博子編集：写真でわかる重症心身障害児（者）のケアアドバンス．インターメディカ，東京，2015.

COLUMN

「在宅おふろ研究」を始めたきっかけは?

脊髄性筋萎縮症（spinal muscular atrophy：
SMA）I型の娘さんの育児のかたわら、高度医療ケア
ラー/在宅おふろ研究家として活動中の大泉えりさん
にお話を聞きました。（聞き手・平本栄己）

***

娘は生後9か月で人工呼吸器装着となりました。
退院に向けてケアの練習をするなかで、入浴ケアは、
親子の大切なコミュニケーションでした。ほっぺが赤
くなり、気持ちよさそうな様子が伝わってくるんです
よね。

退院後、在宅で成長していくにつれ、入浴スタイル
を変える必要が出てきました。ところが、情報が全然
ありません。それなら、私がやるしかない！　と一念
発起したのが、「在宅おふろ研究」を始めるきっかけ
でした。

入浴ケアは、単に体を清潔にするだけではありませ
ん。コミュニケーションやリハビリテーション、リフレッ
シュ、学習の機会など、さまざまな意義があります。
また、成長に伴い課題も増えていくので、看護師や
専門職のみなさんから、タイミングよく、少しずつ方
法を伝えてもらえたらよいと思います。

注意が必要なこととしては、入浴や抱っこをしたと
きに、「重くなった」「大きくなった」と困ったように言
わないことです。子どもは、「私のせいで大変なんだな」
と感じます。あるとき、娘が言ったんです。「大きくなっ
てごめんなさい」って……。子どもは聞いて感じてい
るんですよね。娘の言葉で気づかされた、私の体験
談です。

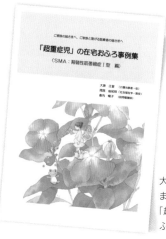

大泉さんが代表として
まとめた
「超重症児」の在宅お
ふろ事例集

③ 訪問リハビリテーション

訪問リハビリテーションでは、子どもが一番安心する自宅で、将来を見据えて、日々の生活に寄り添うリハビリテーションを提供します。自宅での子どもの状況がよくわかり、家族と一緒にリハビリテーションを行ってもらうこともできます。

訪問リハビリテーションの役割

医療的ケア児の多くは、療育施設の外来リハビリテーションに通っています。しかし、外来のスタッフには、自宅での様子がわからないことも多いようです。家族が必要としている道具を入手できていなかったり、説明を十分に理解できていなかったり、といったこともみられます。

そこで、訪問リハビリテーションが、相互理解を促すような働きかけを行い、外来と家庭とを結ぶ役割を担います。

ここでは、自宅で実践できる、リハビリテーションのポイントについて解説します。

ポジショニング

ポジショニングを考えることは、とても重要です。①重力の影響、②目線が与える影響、③筋緊張の影響、④時間の影響の４つを念頭に置きます（図1）。

また、四肢体幹以外に、頭部、顔面、頸部、下肢、上肢にも、ポジショニングの考えを適応していきます。

誤嚥や呼吸に関する問題を引き起こしやすいため、注意が必要です。

図1 ポジショニングで考える4つの影響

①重力の影響
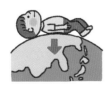

②目線が与える影響
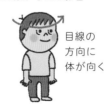
目線の方向に体が向く

③筋緊張の影響
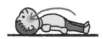

④時間の影響
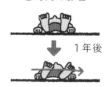
1年後

①頭部

医療的ケアや筋緊張の程度によって一側を向くことが多いと、頭部変形を引き起こすこともあります（図2）。

頸部・胸郭上部の変形や、耳介への圧迫を生じることもあります。また、月齢により消失していく原始反射※を誘発しやすいため、運動発達を疎外する因子にもなります。

そこで、仰臥位（背臥位）、側臥位、腹臥位という大きなくくりでの姿勢管理に加えて、仰臥位（顔面右、正中、左）、右側臥位、左側臥位（浅い、深い）、腹臥位（顔面右、左）を考慮に入れましょう。

医療機器を置く場所や、そのほかの問題によって思うように場所をとれないこともあると思います。しかし、一側を向いたままの状態など、不適切な姿勢が見過ごされてしまうと、その後の成長に大きな問題を引き起こすこともあります。場所、時間、人員を調整し、適切な姿勢がとれるようにしましょう。

※原始反射：出生早期にみられ、次第に消失する反射。重症心身障害児では長く残存することがある。

図2 一側を向くことが多いことによる影響と対処方法

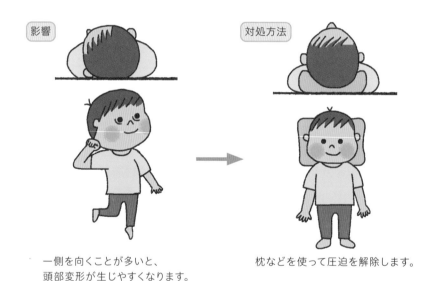

影響
一側を向くことが多いと、頭部変形が生じやすくなります。

対処方法
枕などを使って圧迫を解除します。

②顔面

表情が乏しい場合、閉眼や咀嚼嚥下が困難な場合などは、表情筋の短縮や硬化が起こりやすくなります。また、顎関節は顆状関節※であり、顎の先端（オトガイ）までが長いため、のけ反る緊張が強かったり、頸部前筋に引かれたりして、開口位になりがちです（図3）。閉口ができない場合や、口の動きが少ない場合には、口周囲の筋が硬くなります。その結果、前歯に上唇圧がかからないため、年月を経て、歯が反ってくることがあります。これは、歯が生え変わるころ以降に顕著になります。

顔面には表情筋が走行していますが、マッ

サージは、あまり難しく考えずに行いましょう（図4）。特に鼻の下は、上唇で上前歯を覆うようにして、念入りに行います。また、顎関節も、動く範囲でゆっくりと動かしましょう。このとき、たまっていた唾液が喉に流出することがあるので、注意します。

喉から顎の先端に向かって存在する三角地帯には、舌の筋があります。人差し指を横にし

※顆状関節：1つの骨の凸面が楕円状、対となる面が凹面の関節。

て、やさしく圧迫を繰り返しましょう。このとき、指の動きに伴って、口の中で舌が動くのを観察することができます。

また、顎関節のずれを防ぐため、ずれが生じないうちに、早期から顎バンドで閉口位を保持することや、テープなどで上唇を下げることもあります（図5）。

図3 開口位

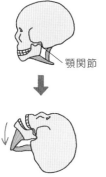

顎関節

図4 顔面のマッサージ

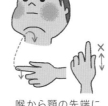

注意！
縦に動かさない

喉から顎の先端にある三角地帯を横向きにマッサージ。

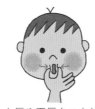

上唇や下唇をつまむように（口をとがらせるように）マッサージ。

図5 閉口位に維持する方法

装具を使用する

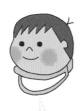

頸部を締め付けないよう注意する。見守りができるときのみとし、目を離さない。その場を離れるときは必ず外す

タオルなどを結び、結び目に顎をのせる

上唇を下げるようにし、テープで留める

鼻呼吸を目的とするのではないため、口を完全に閉じる必要はない。テープによる皮膚障害に注意する

163

③頸部

開口位になると、口腔内の陰圧が保たれず唾液がたまり、舌や下顎が後退しやすくなります。のけ反るような筋緊張が強いと、喉を構成する組織が後方につぶされるようになり、誤嚥や気道狭窄にもつながります。そのため、①で述べたように、仰臥位、側臥位、腹臥位を考えます（図6）。

図6 体位による工夫と注意点

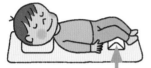

仰臥位

軽く膝を曲げると筋緊張が軽減できることがあります。

● 平らなベッドマットに仰臥位をとったままでいると、体にさまざまな影響が生じる
● 重症心身障害児は、医療的ケアを行うため枕を使用していないことも多いが、枕を使用して軽く頸部を曲げると、全身の筋緊張を軽減できることがある

> 注意!
> 唾液の貯留が著明で誤嚥が示唆されるときは、仰臥位は行わない

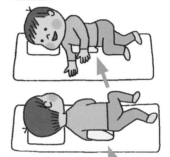

側臥位

下側のわきの下にクッションを入れると、下になった肩の負担を軽減できます。

● 唾液が口から自然と流れ出すよう、仰臥位の姿勢をそのまま側臥位にしたような姿勢とする
● 少し股関節の屈曲を強くするほうが筋緊張を軽減できる

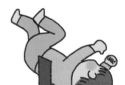

側臥位は崩れやすいため、クッションの形状や位置、ブックエンドなどで工夫すると姿勢の崩れを最小限に抑えることができます。

> 注意!
> ブックエンドを使用する際は、金属による圧迫で皮膚損傷が生じないようにする

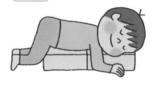

腹臥位

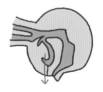

● 重症心身障害児で問題が生じやすい、嚥下や呼吸にかかわる器官を重力により前方（下方）に導くことができ、呼吸への負担を軽減できる
● 筋緊張が高い場合は、体を全体的に丸めるような姿勢をとると、力が抜けやすくなる

④上肢

特に留意したいのは、肩甲骨です。脊柱に平行して肩甲骨の内側部分を触ることができます。わからないときは少し上肢を動かすと感じることができます。

肩甲骨が脊柱のほうに近づくとき（胸を張るような姿勢をとったとき）は、体を起こすような力がはたらきます。乳幼児では、はじめて立つときに両上肢をバンザイのように上げます。これをハイガード（high guard）と呼びます（図7）。重症心身障害児でも同じような姿勢をと

り、のけ反る動きにつながります。

反対に、肩甲骨が脊柱から離れる動きのときは、全身の緊張がゆるみ、上肢は体側に沿うようになります。

そのため、上肢のポジショニングでは、肩甲骨が脊柱に近づかないようにすることがポイントです。クッションやタオルを利用して、肩甲骨が脊柱から離れるように工夫をしましょう。これにより、肘の屈曲拘縮を最小限にすることができます。

図7　上肢のポジショニング

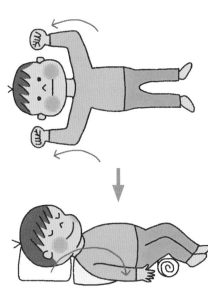

重症心身障害児

肩甲骨の下にタオルなどをたたんで入れることで、肩甲骨が脊柱から離れるようにします。

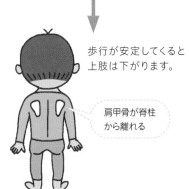

正常発達児

歩きはじめの姿勢
（ハイガード）

肩甲骨が脊柱に近づく

歩行が安定してくると上肢は下がります。

肩甲骨が脊柱から離れる

⑤下肢

筋緊張が高いときと、反対に低いときにも、特有の姿勢をとりやすくなります。

筋緊張が高いときには、体や上肢にもその影響は波及していきます。ポイントとなるのは股関節です。筋緊張が高いときには、股関節を曲げていくと、スッとゆるむ範囲に入っていきます。この部分では、全身の筋緊張もゆるむことが多いようです。この角度を維持してポジショニングを組み立てます。

筋緊張が低いときにとりやすい姿勢は、カエルが仰向けになった姿に似ているため、フロッグポスチュアー(frog posture)と呼ばれています。開排位とも呼ばれ、下肢はあぐらのような状態になります。このまま筋が短縮すると、座位がとりにくくなります。そのため、大きく開いた足を、中央方向に寄せることが大切です(図8)。

図8 下肢のポジショニング

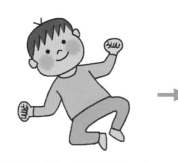

筋緊張が低いと、四肢が体の中心から外へ広がりやすくなります。

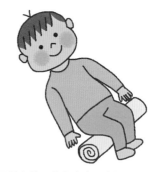

四肢を体の中心方向へまとめるようにします。

ポジショニングの検証(圧迫部位の確認方法)

ポジショニングを行う前後には、姿勢の検証を行います。

両手を体がベッドに接している部分に差し入れ、左右対称性に、頭部、四肢、体幹部と、体全体を一周するように触れていきます(図9)。このとき、非対称の部分に注意します。手が入りにくい箇所は過度の圧迫がかかっていると考え、クッションの位置などを調整しましょう。

図9 ポジショニングの確認方法

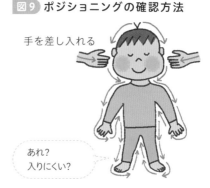

手を差し入れる

あれ?
入りにくい?

手がすっと入らない場所には
体重がたくさんかかっています。

楽な呼吸を促すために

ここでは、慢性期の対応について述べます。急性期は技術的に熟練しないと危険なことがあるので、成書を参考にしてください。

まず、呼吸に関する疎外因子がないかという見地から、ポジショニングを検証します。ポジショニングに関係する呼吸音は吸気です。息を吸うときに、空気がせまい空間を通るような音が聞こえた場合は、耳と目と手を総動員して、原因を推察します（図10）。

図10 呼吸状態の確認方法

導入	検証
● 耳：閉塞的な音 ● 目：口、鼻、喉、鎖骨上部の陥没、肋間の陥没 ● 手：喉、胸、背中	● 姿勢に変化をつける（側臥位、仰臥位、腹臥位） ● オトガイ部の挙上、顎関節を直接前方へ軽く引き出す ● 頸部の位置を変化させる ● 上肢の重みを胸から除去する ● 下肢の位置を変化させる ● 観察者の手を胸に当てる ● 皮膚を動かす（後述） ● 呼吸に合わせて呼吸介助を行う

この過程の中で耳に聞こえてくる閉塞的な吸気音が軽減するポイントがあれば、それを「よい反応」として対応を考えていきます。

安全な排痰の促し方

胸や背中の皮膚を動かすことで、安全に排痰を導くことができます。

手を胸郭の上に置き、皮膚をずらすように動かします。このとき、皮膚をさするのではなく、手と皮膚は一緒に動かすようにします。皮膚の下の筋を感じ、さらにその下の骨を感じて、骨から上の軟部組織を手のひらでずらすように動かします（図11）。

こうした動作を胸郭全体、腹臥位ならば背中全体にわたって、位置を変えて動かしていきます。すると、動きがよいところと悪いところ（なんとなく硬いところ）が感じられます。硬く感じられるところは念入りに動かします。

その後、姿勢を変えることや、呼吸介助によって、痰の動きがよくなることが多いです。行う時間や頻度は、「いつでも・短時間でも」構いません。

図11 排痰を促すときの手の動き

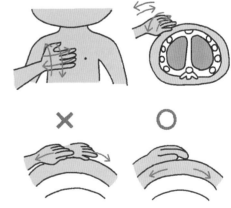

手と皮膚は一緒に動かしましょう。
（擦過傷に注意！）

医療的ケア児のリハビリテーションにあたって

生まれたときから、あるいはごく小さいころからもつようになった体とその動きは、その子そのものといえます。医学、運動学の知識だけが正しいわけではありません。体が環境と折り合いをつけ、その子自身が、自分の体やその動きを受け入れていく過程を、敏感に受け止めていく導き方が大切です。

また、車椅子操作や介助のときには、急激な重力変化や接触刺激が、過剰な筋緊張や精神的不安につながることがあります。常に、相手がどのように刺激を受け取っているのかを推察し、動作につなげていけるよう、技術をみがくことが大切です。そのことが、家族からの信頼を得ることにもつながります。

（成澤　修）

COLUMN

レスパイト入院で、地域の子どもと家族を支える

当院は小児専門病院として1979（昭和54）年に開設以来、小児の2次救急医療に力を入れ多摩地域の小児医療を担ってきました。しかし近年、少子高齢化が進み、小児の受診率が下がり、病棟に空床が目立つようになりました。

この空床ベッド問題を考えていたころ、地域の保健師さん、訪問看護師さんから、医療的ケア児を育てている家庭の相談を受けるようになりました。地域で生活している医療的ケア児の現実を目の当たりにし、お母さんたちの声を聴くことで、小児専門病院として私たちがやるべきこと、できることを考え、レスパイト入院の受け入れを始めました。

始めたばかりのころは、安全にお預かりすることで精一杯でしたが、現在は看護師、保育士など多職種と協力しながら、遊びの工夫やイベントなどを行っています。個々のお子さんの成長・発達をお手伝いし、楽しい思い出づくりができるようなレスパイト入院をめざしています。

（太陽こども病院・榎本信江）

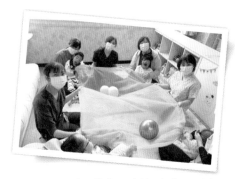

＊写真はご家族の同意を得て掲載しています。

④ 摂食嚥下 の支援と 口腔ケア

乳幼児から小児期にかけては、食べる機能の基本が獲得される時期です。そのため小児の摂食嚥下障害とは、摂食嚥下機能の発達がなされないことや、未熟であることを意味します。

つまり、成人期以降に起こる摂食嚥下障害のように、「リハビリテーション＝回復させる」のではなく、食べる機能を育むという、「ハビリテーション＝発達療法」の対応が重要となります。

小児の摂食嚥下障害（摂食機能障害）とは

摂食嚥下障害は、乳児から高齢者まで、年代を問わずいつでも誰でも起こる可能性がありますが、その年代によって原因は異なります。

小児の摂食嚥下障害では、解剖学的原因、神経学的原因、心理的原因、発達的原因といったさまざまな原因が複合していることがあります（表1）。

表1 小児の摂食嚥下障害の主な原因

解剖学的原因	口蓋裂、腫瘍術後　など
神経学的原因	脳性麻痺、染色体異常、神経疾患　など
心理的原因	拒食、食事恐怖、経管依存　など
発達的原因	虐待、養育困難　など

摂食嚥下機能発達の過程

定型発達児の摂食嚥下機能は、表2のように発達します。しかし、脳障害が重度である場合は、嚥下反射や哺乳反射がみられないこともあります。

医療的ケア児の多くは発達が遅れるため、定型発達児と同様の月齢では進みません。あくまでも発達過程のめやすとして参考にしてください。

表2 摂食嚥下機能の発達（定型発達児）

生まれたばかりの新生児	● 原始反射である哺乳反射によって乳汁を摂取する ● 大脳の発達に伴い哺乳反射が弱くなり、消失していく
生後5、6か月ごろ	● 哺乳反射が消失 ● 口腔の動きは随意運動となり、ピューレ状の食べ物を、舌を前後に動かしながら食べることができるようになる ● 顎を開けたまま飲み込む「乳児嚥下」から、口唇を閉じながら飲み込む「成人嚥下」という飲み込み方に変わっていく
生後7、8か月ごろ	● 口唇を閉じる力が強くなり、舌の動きは前後運動だけでなく上下運動もできるようになる ● マッシュ状のものややわらかい豆腐のような物性の食べ物を、舌と上顎の前のほうで押しつぶして食べられるようになる
生後9、10か月ごろ	● 舌や下顎がより複雑に動き、左右や斜めにも動けるようになって、いわゆる「噛んでいる（咀嚼している）」口の動きになる ● ただし、まだ奥の乳歯が生えていないため、歯ぐきですりつぶせる硬さの食べ物（大人の指でつぶせるくらいの硬さがめやす）が適している ● 下顎の動きが安定する離乳後期ごろ（9〜11か月）にコップから飲むのがじょうずになっていく ● 最初にストローを使わせてしまうと、乳首の形と混同してしまい、哺乳のときの「チュパチュパ」という舌の使い方に逆戻りしやすくなる
1歳前後	● 手づかみ食べが盛んになる ● 最初は自分の口に合った一口量がわからず、押し込んだり詰め込んだりしてしまうので、窒息させないよう注意する

医療的ケア児の摂食嚥下で気をつけること

　摂食嚥下機能に直接関係する医療的ケアは、経管栄養（p.48）、気管切開（p.83）、人工呼吸器（p.90）、吸引（p.75）などがあげられます。これらが必要ということは、摂食嚥下障害が重度であることを意味します。そのため、摂食嚥下機能獲得への支援は、慎重に進めな

くてはなりません。

　特に注意が必要なのは窒息と誤嚥です。摂食嚥下機能が未熟な段階では、ピューレ状の食べ物を食べているため窒息はしにくいのですが、咽頭にある痰や鼻汁などと食べ物が絡んで詰まることがあります。

また、誤嚥した場合は、嚥下した食物が気管切開孔から出てきたり、吸引で引けたりします。

医療的ケア児は易感染で抵抗力が弱いため、誤嚥性肺炎を発症させないよう最大限気をつけなければなりません。

摂食嚥下機能獲得の支援方法

摂食嚥下障害の重症度によって、支援の目標は変わってきます。摂食嚥下機能の獲得が進む子どももいますが、経口摂取をめざせないとしても、現在の機能を維持する、口腔周囲の機能を活性化させるといった目的でかかわることは、大きな意義があります。まずはその子どもの摂食嚥下機能段階をみて、どこに目標を置いたらよいのかを考え、その目標に向かって支援していくことが重要です。

摂食嚥下機能獲得の支援方法は、食環境指導、食内容指導、摂食機能訓練の3つの柱に分けられます（図1）。

①食環境指導

食べる意欲を引き出す雰囲気づくりや、食事姿勢、食具の調整を行います。介助者のかかわり方が、子どもの食べる能力を引き出せるか否かに大きな影響を及ぼします。

②食内容指導

機能に合った食事形態やその調理方法を教えることや、管理栄養士と連携して栄養素や栄養摂取量に関する指導を行います。

③摂食機能訓練

食べ物を使わない間接訓練と、食べ物を使う直接訓練があります。

図1 摂食嚥下機能獲得の支援方法

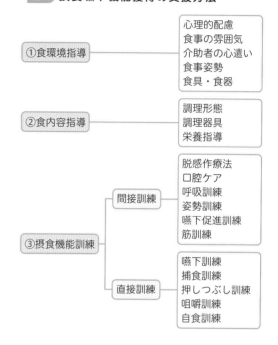

①食環境指導 ── 心理的配慮／食事の雰囲気／介助者の心遣い／食事姿勢／食具・食器

②食内容指導 ── 調理形態／調理器具／栄養指導

③摂食機能訓練 ── 間接訓練 ── 脱感作療法／口腔ケア／呼吸訓練／姿勢訓練／嚥下促進訓練／筋訓練

③摂食機能訓練 ── 直接訓練 ── 嚥下訓練／捕食訓練／押しつぶし訓練／咀嚼訓練／自食訓練

摂食機能訓練は正しい方法で行うことが大切です。くわしくは参考文献2）などを参照してください。

歯科医

［間接訓練］

触覚過敏がある場合、食べ物の触感や食具の触感が苦手であることや、口腔ケアを拒否することが多いので、触覚過敏の脱感作法を行います。

触覚過敏がない部位には、感覚や運動機能を活性化する目的で、口腔の筋刺激法（バンゲード法など）を行うこともあります（表3）。

表3 間接訓練の種類

脱感作法	● 過敏のある部位に手のひらを当て、落ち着くまで触れ続ける ● 撫でたりポンポンと断続的に触れたりするのではなく、手をずらさず、手のひらで包むようにする	
筋刺激法 （バンゲード法） 注意！ 過敏がある場合は行わない	口唇訓練	● 口唇のまわりを取り巻く口輪筋の走行に対して、垂直に縮めたり伸ばしたり、平行に縮めたり伸ばしたりする ● 筋肉に対してしっかりと刺激を行う
	頬訓練	● 頬筋を口の中から、膨らましたり（ストレッチ）、もみほぐしたり（マッサージ）する
	舌訓練	● 顎を引かせて頭のてっぺんに向けて舌を顎の下から押し上げ、舌筋を刺激する 注意！ 指で舌骨や喉頭を押すと危険なので必ず頭の上に向かって押す

［直接訓練］

非経口摂取から経口摂取への移行期などでは、味覚刺激法を行うのもよい方法です。医療的ケア児は食事の経験が乏しいため、味に対する過敏があると、いざ経口摂取を始めようと思っても、味を拒否して先に進まないことも多くあります。味覚を育てる意味でも、この方法はとても重要です。

実際に経口摂取している場合には、摂食時の口唇や下顎の動きの介助を行うことや、咀嚼の動きを引き出す練習を行っていきます。

いずれも、個々に対して適切な評価に基づいて必要な指導、訓練を行うべきであり、すべての方法を一様に行うものではないことに留意してください。

口腔ケア

乳歯は一般に、生後7か月ごろに下の前歯から生え始め、3歳ごろには合計20本の歯が生えそろいます。口腔内は上の前歯の歯肉の部分が最も敏感なことが多いので、いきなり前歯からみがくと嫌がることが多くあります。奥のほうから少しずつ、力を入れすぎず細かい振動でみがきます。

乳歯は上の前歯、下の奥歯に齲歯（むし歯）ができやすく、唾液腺の開口部に近い下の前歯には少ない傾向があります。また、歯と歯の間や、咬合面（噛む面）にも汚れがたまりやすくなります。齲歯のできやすいところは特に注意してみがくようにします（図2）。

歯みがきの際は汚れた唾液を誤嚥させないよう、姿勢に注意し、たまった唾液はそのつどガーゼで拭ったり、吸引チューブで吸ったりしながら行うようにします。

たとえ経口摂取していなくても、口腔や咽頭内には多くの細菌が存在しています。口の動きの乏しい医療的ケア児では口腔内が不潔になりやすく、口腔ケアは必須です。

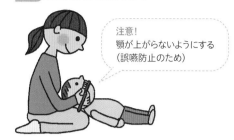

図2 歯みがきのポイント

注意！
顎が上がらないようにする
（誤嚥防止のため）

子どもの頭部をみがく人の膝に載せて、上からのぞき込むようにします。
（子どもの頭部が体より上がった状態。）

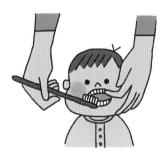

唇をめくって行います。

小児在宅歯科との連携

NICUやPICUから退院して在宅に移ったとき、医療の中でも、歯科だけはつながりにくいのが現状です。しかし、近年は小児在宅歯科医療に力を入れている機関が増えつつあります（表4）。早期から歯科につながり、定期的な管理を受けることで、将来にわたり齲歯や歯周病、そして誤嚥性肺炎の予防を図っていくことが大切です。

表4 小児在宅歯科医療の参考資料

- 日本障害者歯科学会：認定医のいる施設
  http://www.kokuhoken.or.jp/jsdh-hp/html/wp2/?page_id=696
- 小児在宅歯科医療研究会
  https://kodomodental-hv.jimdosite.com/
- 多摩小児在宅歯科医療連携ネット
  http://tamashou-shika.com/index.html

（2022.7.1アクセス）

（田村文誉）

参考文献
1）金子芳洋編著, 向井美惠, 尾本和彦：食べる機能の障害. 医歯薬出版, 東京, 1987.
2）金子芳洋, Groher ME監修, 田村文誉編著：子どもの食べる機能の障害とハビリテーション. 医歯薬出版, 東京, 2021.
3）小方清和, 田村文誉, 小坂美樹, 他編：子どもの歯科訪問診療実践ガイド. 医歯薬出版, 東京, 2019.

⑤ 発達支援と遊び

医療的ケア児にとって、療育や遊びは、成長・発達を促すうえで欠かせません。話しかけること、体に触れること、ケアをすることなどのすべてが、心身へのよい感覚刺激につながります。日々積み重ねていくことにより、ゆっくりと、その子なりに成長・発達をしていきます。

▌在宅における家族支援と発達支援

多くの家族は、子どもの疾病や障害の診断を受け、その後の過程で、繰り返し慢性的悲哀を感じながらも、少しずつ、ありのままの姿を受け入れられるようになっていきます。

訪問看護では、家族の心身の状況を考慮しながら、子どもの現在の体調や、成長・発達段階を正しく理解することが大切です。子どもの小さな成長・発達を見逃さず、日々積み重ねてかかわることが、感覚刺激としてのアプローチにつながります。

また、親が子育ての喜びを感じられるように支援することで、親と子どもの愛着形成にもつながるほか、訪問看護師と親との信頼関係を築くことにも役立ちます。家族や関係者と、1つのチームになって支援しましょう。

発達を促し、子どもたちの可能性を引き出す工夫をしながら、うれしい・楽しい表情をたくさん引き出す支援をしていきましょう（表1）。

表1 "笑顔を引き出す"発達支援のポイント

- 笑顔で話しかける
- 誠実に、ていねいに接することを基本とする
- 家族と同じように大切に思っていることが伝わるようなかかわりをする
- 個々の発達に合った内容にする
- 発達のアンバランスに留意した工夫をする
- 発達年齢に加えて、生活年齢にも配慮する
- 長期的な視野と根気よいかかわりをもつ

▌支援や遊びのヒントになる「感覚統合」

感覚統合とは、環境の中で自分の心身を適応させるための感覚情報を処理する過程といえます。子どもたちは、生まれたときからこの感覚統合の過程を意識することなく、さまざまな感覚刺激の経験を積み重ねるなかで成長・発達しています。

医療的ケア児は、定型発達の子どもと比べ

ると、抱っこ1つとっても機会が少なく、感覚刺激の経験が乏しくなりがちです。訪問看護師は、こうしたことを理解し、支援や遊びの工夫などにより感覚刺激にアプローチすることが大切です。

例えば、抱っこにはいろいろなポジショニングがあり、リラックスにつながる以外に、重心

移動の経験や、姿勢の変化による眼球の動きの発達などにも役立っています（図1）。寝ている子どもを抱き上げる動作により、重心が上胸部から臍部、下方へ移動します。乳児はこの動作を繰り返す過程が、心身の発達につながります。

抱き上げることで景色が変わり、目の動きや、視覚刺激につながります。何度も積み重ねることでいろいろな姿勢がとれるようにな

り、部屋の広さや高い・低い、「ここは自分の家だ」などと認知していきます。

このように、抱っこは感覚統合の過程のうえでも重要であり、医療的ケア児にとって成長の過程において大きな役割を果たします。医療的ケア児にこそ、積極的に抱っこの機会をもたせてあげましょう。支援者は、五感や感覚刺激（図2）の経験が豊かになるよう意識して取り組むとよいでしょう。

図1 抱っこのポジショニングと効果

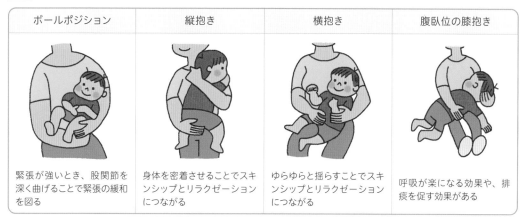

ボールポジション	縦抱き	横抱き	腹臥位の膝抱き
緊張が強いとき、股関節を深く曲げることで緊張の緩和を図る	身体を密着させることでスキンシップとリラクゼーションにつながる	ゆらゆらと揺らすことでスキンシップとリラクゼーションにつながる	呼吸が楽になる効果や、排痰を促す効果がある

図2 自覚しやすい感覚と、自覚しにくい感覚

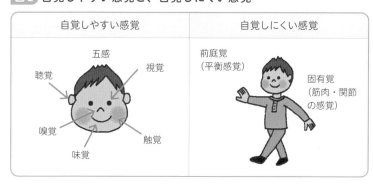

自覚しやすい感覚	自覚しにくい感覚
五感 聴覚 視覚 嗅覚 味覚 触覚	前庭覚（平衡感覚） 固有覚（筋肉・関節の感覚）

感覚の役割

感覚は、生命を守るための行動につながります。例えば、痛みから逃げる、転ばないように体を起こす、落ちないようにつかまるなどです。運動や言語の発達が、行動の発達につながっていきます（図3）。

図3 知覚、認知、行動

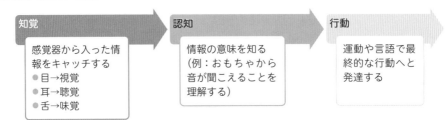

知覚	認知	行動
感覚器から入った情報をキャッチする ● 目→視覚 ● 耳→聴覚 ● 舌→味覚	情報の意味を知る （例：おもちゃから音が聞こえることを理解する）	運動や言語で最終的な行動へと発達する

運動発達の順番

運動機能の発達は、連続性、方向性、一定の順序性をもって、頭から尾側へ（中枢から末梢へ）と発達します（図4）。基本的に、段階を飛ばした発達はできないとされています。

図4 運動機能の発達（定型発達児）

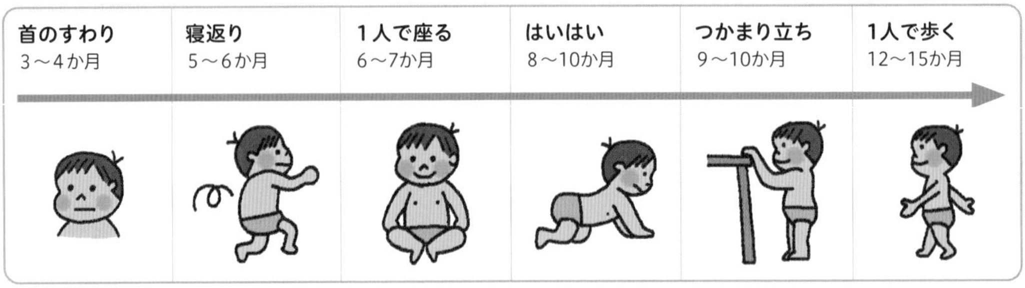

首のすわり 3〜4か月	寝返り 5〜6か月	1人で座る 6〜7か月	はいはい 8〜10か月	つかまり立ち 9〜10か月	1人で歩く 12〜15か月

発達を促す遊び

個々の発達状況を把握し、現状に合ったおもちゃの選択や、アプローチを心がけましょう（表2、3）。

遊びの心がまえとして、右記の点に注意が必要です。

- 身体を整えてから始める（呼吸状態、姿勢、緊張をゆるめるなど）
- 無理強いせず、時間や心にゆとりをもって取り組む
- きょうだいや親も楽しみながら遊ぶ
- 笑顔で話しかけながら行い、楽しい雰囲気を心がける
- 不安になるような言葉かけはしない
- おもちゃなどを急に持たせたりしない
- じょうずにできたら褒める

表2 感覚を育てる遊び

触覚を育てる	くすぐりっこ、ごっつんこ、ぎゅっと抱きしめる、皮膚のマッサージ、ボールプール
前庭覚を育てる	ぎったんばったん、シーツブランコ、ハンモック、バウンサー、バランスボール
固有覚を育てる	バランスボール、抱っこで上下運動

表3 一般的発達に応じた遊び

0歳児	キーワード	感覚・運動遊び、感触・色・音などの刺激、人見知り
	おもちゃ	ガラガラ、ニギニギ、アクティビティセンター®、オルゴール、起き上がりこぼし
	遊び	出したり入れたり、いないいないばあ、抱っこ、歌、触れ合い遊び
1〜2歳児	キーワード	感覚・運動機能遊び、模倣遊び、手先の遊び、生活再現、言葉の出現、物の取り合い
	おもちゃ	積木、ブロック、ボール、クーゲルバーン、乗り物、おままごとセット、ミニカー、電話、魚釣り、抱き人形、ぬいぐるみ
	遊び	追視遊び、型はめ、ままごと遊び、ごっこ遊び、なりきり遊び
3〜5歳児	キーワード	想像力、好奇心、集中力、自分なりの遊び
	おもちゃ	パズル、ブロック、ミニカー、キャラクター人形、ままごとセット、自動販売機、着せ替え人形、楽器、ビデオ、折り紙
	遊び	ごっこ遊び(怪獣ごっこ、戦いごっこ、お店屋さん、お医者さん、保育園)、ボール遊び、ゲーム、シール遊び、お絵かき
小学生	キーワード	言葉と文字、数字、流行、友達、電子系、ハイテク
	おもちゃ	トランプなどのカードゲーム、人生ゲーム®などのボードゲーム、PC、ゲーム機
	遊び	しりとり、クイズ、なぞなぞ、工作、サッカー、野球など
思春期	キーワード	音楽鑑賞・演奏、プライバシーの確保、携帯電話

東京都福祉保健局 重症心身障害児在宅療育支援マニュアル作成委員会:訪問看護師のための重症心身障害児在宅療育支援マニュアル. 第2版, 東京都生活文化局広報広聴部都民の声課, 東京, 2015:41. より転載

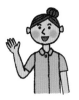

> 歌を歌うことや、ふれあい遊びも、子どもが大好きな遊びです。歌に合わせてマッサージや関節の屈伸運動を行うのもよいでしょう。
> ふれあい遊び歌は、動画サイトなどで検索するとたくさん出てくるので、ぜひやってみてください。

おもちゃの工夫

　身近なもので簡単に手づくりできるおもちゃを紹介します。

　キラキラしているもの、カシャカシャする音や感触は、子どもが大好きです。おもちゃを工夫して、感覚刺激の経験を増やしておきましょう（図5）。

図5　手づくりおもちゃの例

引っ張ったり、振ったりして音を鳴らすもの

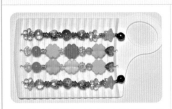
100円の洗濯板の上下に穴を開け、鈴やビーズを通したゴムを張る

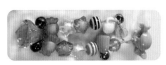
ゴムに鈴やビーズを通す

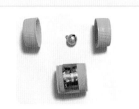
ペットボトルのふた2個に鈴を入れて貼り合わせる

握ったり、触ったりして感触を楽しむもの

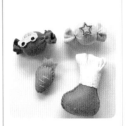
フェルトでつくったニギニギ

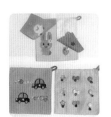
フェルトでつくった感触絵本

カシャカシャした感触を楽しむもの

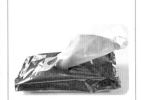
ティッシュケースに、ビニール袋やガーゼなど身近なものを入れて引き出す

キラキラした見た目を楽しむもの

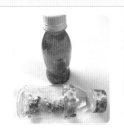
ペットボトルにビーズを入れて振る

ケアと遊びで楽しい刺激体験を

　医療的ケア児では、高緊張や努力呼吸、痰が絡みやすく頻繁に吸引が必要なことなどにより、楽しく遊ぶことが難しい場合があります。

　そんなときは、緊張緩和のため、抱っこやポジショニングもよい刺激につながります。音楽を聴く、話しかける、抱っこして揺らす、背中をさするなど、日々対応しているケアが、やさしい刺激体験の1つです。

　遊びで発達を促すことも、看護の大切な役割です。看護師の目線で状況を判断し、子どもたちや家族の楽しい・うれしい気持ちを増やしていきましょう。

（成澤まゆみ）

⑥ 家族の心の理解と支援

医療的ケアが必要な子どものいる家族の状況は、それぞれに異なります。いつから、なぜ、どのような医療的ケアが必要になったのか、家族構成、それぞれの思い、サポートの状況など、その組み合わせは多様です。
それらの関係全体を理解しながら支援していくことが大切であり、家族の心の理解と支援は、車の両輪といえます。

子どもの心の理解と家族支援

家族支援というと、経験豊かな立場から気の利いた助言をするようなイメージがあり、経験の浅い支援者は、苦手な印象をもっているかもしれません。しかし、大切なのは、「この子をわかろうとしてくれている」「この子は、この人がいるとほっとするようだ」と、家族が感じられることです。

まずは、子どもへの「おはよう」というあいさつや、「ちょっとチクンとしますよ」という点滴前の声かけなど、「1人の子ども」として対応することが、重要な出発点となります。

①本来は、子どものほうから親子関係をリードする

本来、子どもは、まわりの人の影響を受けながら、自ら人を引きつける力をもっていて、親子の関係をつくるリーダー役といえます。
胎動や新生児期の反射は、親の感受性を誘い、親子の気持ちのやりとりを豊かにします。ところが、さまざまな理由で子どもの動きが控えめだと、子どもからの誘いかけが弱まり、親子の気持ちのやりとりもしにくくなります（図1）。

その結果、親は、心配で眺める養育になりがちです。不快で苦痛な経験もあり、子どもの気持ちがなごまないため、ホッとすることや好きなことを探すには工夫がいります。

図1 関係的・能動的存在としての子ども

子どもの気質 ◀━━▶ 親の感受性

 手がかからない おとなしい 寝てばかり 過敏で泣いてばかり

ゆったりした 気持ちのやりとりがもたれにくい

- 本来、親子関係をリードするのは子ども
- 胎動や新生児期の反射など、子どもの動きが養育行動を誘う

②子どもは身近な大人の気持ちを敏感に感じとっている

一方、子どもは、身近な大人の気持ちにとても敏感です。「お母さんが駅で○○さんと会った」といった細かな事情はわからなくても、「お母さんはうれしそうだった」ことは把握しています。また、子どもがぐずぐずしているので家族に尋ねてみると、身内で切ない出来事が起きているということもありました。大人の気持ちの動きには気づいているのです。

ですから、大人が子どもの気持ちをわかろうとしていることも、子どもに伝わると思います。

③家族が子どもの理解を深め、主体的に生活する支援を

このような子どもの理解を前提としながら、家族自身が子どもの理解を深め、主体的に生活できるように支援する必要があります。

現在は、家族が自らインターネットなどで情報を手に入れることができます。便利ではありますが、それに振り回されないように、「今、この子には何が必要で、家族全体が無理なく過ごすには何を優先できるといいか」などを考えられる手立てを、一緒に探しましょう。

家族の心情の理解

①「障害受容」は単純ではない

よく、「家族がまだ障害を受容できていない」という言葉を耳にしますが、障害の受容は、簡単に求められるものではありません。さまざまな心の過程を経て、ようやく「この子と生きていこう」と新しい気持ちになれると考えられます（図2）。

しかし、その後も、子どもの成長に伴って、新たな喪失感が繰り返されることがあります。たとえば、「大人の歯が生えてきたけど、経管栄養なので、歯並びが悪くなってしまうのでは」などと素直に喜べないことや、まわりの子どもの成長する様子をみて、「うちの子が中学の制服を着て、テストだからと早く帰ってくるような日は来ないだろう」「私は結婚式の母親役をすることはないだろう」などと悲嘆することもあります。

こうしたことは、人生イメージの喪失として、生涯にわたることもあり、「受容ができている／できていない」と、単純に語れるものではありません。

この段階が進むにはサポーター（人）と
客観視する力が助けになる

図2　心の過程

無感動	怒り	否認	絶望	受容	新たな対象の獲得
「ぼーっ」と	やつあたり	ドクター（療育施設）ショッピング	さめざめと泣く	「障害と認める」のではなく、「この子と生きていこう」と思える	「これまでと違うことをみつけた」

②ありのままの心情を大切にして、支援者が視点を広げる

　多くの家族にとって、医療的ケアはなじみのない行為ですが、子どもの命を守るために、行っていかなければなりません。

　医療的ケアに必要な情報はたくさんあるため、支援者から家族に伝える際にも、時間がかかります。しかし、情報を伝えるだけで終わらず、「これならやれそうですか？」などと、気持ちを尋ねることも大切です。

　家族が、「難しそう」「毎日やるのは大変かな」など、ありのままの思いを語ることができると、自分から気づけることも増えてきます。語りやすい機会を意図的に設けながら、支援を進め

ていきましょう。

　その際には、支援者自身が視点を広げて、気持ちのゆとりをもつことが重要です。専門知識をもつ支援者は、家族が、なかなか思うように変わっていけないと、自分の考える理想に近づけようとあせってしまうかもしれません。こうした思いを、家族は敏感に感じとります。

　「あるべき家族」にしようと急がず、「ありうる家族」としてみるように視点を広げることで、肩の力が抜けて、家族のもつ力がみえてきます（図3）。

図3　支援者が視点を広げる

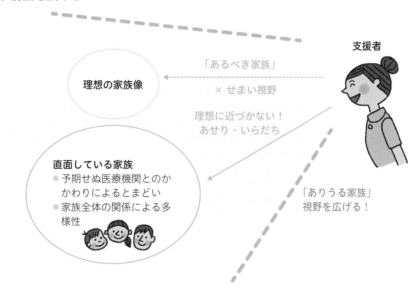

「あるべき家族」の型にはめこまないで、「ありうる家族」を幅広く想定します。

福山和女：医療・保健・福祉の分野での対人援助に見る家族の理解．伊藤克彦，川田誉音，水野信義編著，心の障害と精神保健福祉，ミネルヴァ書房，京都，2000：70．を参考に作成

③きょうだいへの配慮も大切なテーマ

きょうだいへの配慮も必要です。大きな発作を見たり、急な入院で預けられたりすることもあります。

「遊べる弟がほしい」「運動会に連れてこないで」などと言われると返事に詰まりますが、何も言えずに思いをかかえていることもあります。親として気にかけながらも医療的ケアを優先せざるを得ない場合が多く、どちらの子どもも大切にできるよう、相談の場などを提案しましょう。

家族との関係で大切にしたいこと

①気持ちが表現しやすい関係をつくる

筆者は新人のころ、家族が涙する場にとまどいました。見てはいけないように思い、かける言葉も見つかりませんでした。しかし、「涙も大切な自己表出」と知ったことで、そのような姿を見せられる関係であることに意味がある、と思えるようになりました。泣きやすいようにそばにいて、時間と空間を一緒に過ごせることを大切にしています。

受容的にかかわるとは、「何か思っているのだな」「ありのまま聞いてみよう」さらに「今はそんな思いだけれど、きっと自分で歩んでいく力がある人なのだろう」という受け止めかたをすることです。

支援者は普段、家族に対して、「それでいい」と評価したり、「こうしては」などと意見を述べたりします。それも家族の支えになります。

しかし、家族の様子が普段とちがって、「もう投げ出したくなった」などと言うときは、重要なタイミングです。そうした発言には、「今ならこの人に言ってみよう」「言わずにはいられない気持ちになった」という背景があると考えられます。

そんなとき、支援者が、励ますつもりで「よくやっていますよ」などと言ってしまうと、家族は、言いたかった思いを引っ込めざるをえなくなります。そのため、「よく聞かせてくれましたね。続きを聞きますよ」という、受容的な姿勢で声かけをしましょう。

こうした場面で使いやすい技法を、以下に示します（図4）。これらを活用して、家族の気持ちが十分語られてから、支援者が感じたままの意見を伝えたいと思います。

図4 受容的に聞く技法

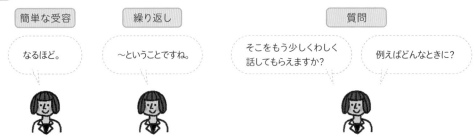

簡単な受容 なるほど。

繰り返し 〜ということですね。

質問 そこをもう少しくわしく話してもらえますか? 例えばどんなときに?

②家族の思いを客観的に受けとめる

「共感的にかかわろう」などといわれますが、筆者は、経験を積み重ねるにつれ、「共感なんて簡単にできない」という思いを強くもつようになりました。知れば知るほど、家族の思いは奥が深く、自分の想像を超えたものが感じられるからでしょうか。

そこで、共感しなくてもよいから、「このお母さんなら、そう思うだろうな」と思考傾向を理解してかかわっていくように考えています。

家族とかかわるなかでは、苦情を経験することも少なくありません。突然の場合には驚くこともありますが、苦情の内容は主に、「正当な苦情」「心の過程における怒りの時期に生まれる苦情」「具合の悪さが心配される苦情」の3つに分類できます（表1）。恐れずに、客観的に受け止めて冷静に考えることで、解決の手がかりが見つかりやすくなります。

表1 苦情の主な分類と対応方法

分類	対応
正当な苦情	支援者側の不備を正す
心の過程における怒りの時期に生まれる苦情	心の過程が変化していくことを待ちながら、支援者が大切に思うことをし続ける
具合の悪さが心配される苦情	あまりに筋が通らない苦情は、家族の具合の悪さが心配されるため、別の視点でかかわる

③支援者自身のセルフケアを大切にする

ときには、家族への対応で「間違っていたな」と悔やむことがあります。そんなときは、気持ちを切り替えてかかわれるように、セリフも含めて考えておくなど、しっかりと次の準備をしておくとよいでしょう。「経験を活かして前に向かおう」と、自分に言い聞かせることも大切です。

医療的ケアは、コツコツとしたかかわりが求められ、そのような家族を支えることは、根気のいる役割です。切なさやもどかしさも隣り合わせで、支援者自身の心のケアも大切です。仲間とありのままの気持ちを出し合い、方向が見えにくいときはスーパーバイズを受け、「自分に合った気晴らし」をじょうずに組み合わせて力を備えていくことも、大切な家族支援です。

（三浦幸子）

参考文献
三浦幸子：心の理解と家族支援—医療的ケアが必要な子どもたち—. 講談社エディトリアル, 東京, 2020.

⑦ 在宅で活用できる
社会資源

医療的ケア児が安定した在宅生活を送りながら、健やかな成長・発達をしていくためには、家族だけで医療的ケアや育児、介護を行っていくことは難しく、さまざまな障害福祉や医療などのサービスが必要となります。

医療的ケア児が利用できる社会資源

①障害福祉サービス（p.200巻末資料2～4参照）

医療的ケア児が在宅において利用することができる主な障害福祉サービスを、表1にまとめました。

これらのサービスを利用したい場合、主な方法は2つあります。

1つは区市町村から指定を受けた相談支援事業者に依頼する方法があります。相談支援事業者は、基本的な相談のほか、サービスを利用する際に必要となる「障害児支援計画・サービス等利用計画」の作成、サービス利用後の見直しや検証（モニタリング）を行います。

もう1つは、セルフプランといって、医療的ケア児本人と家族が、生活の中で解決すべき課題と必要な支援をもとに利用計画書を作成し、サービス利用につなげていく方法です。

どちらの方法も選択可能ですが、医療的ケア児には、本人・家族の生活状況に応じた障害福祉サービスと医療サービスを組み合わせた計画策定が重要となるため、相談支援事業者（相談支援専門員、p.34、p.187）による支援が必要です。

②幼稚園、保育所、認定こども園

医療的ケア児の成長・発達を促すサービスとして、福祉サービス（療育）のほかに、地域の幼稚園、保育所、認定こども園（表2）などの利用も考えられます。

不思議なもので、子どもには、大人にはわからないコミュニケーションが存在し、誰とでもすぐに友達になれます。そして、そこには障害の有無は関係ありません。

子どもは、専門的な療育やリハビリテーションよりも、子どもどうしの関係やかかわりのなかで育っていきます。医療的ケア児が、幼稚園・保育所などで、健常児と同じ時間を過ごすことで、子どもたちは体験や感情を共有し、相互理解や多様性を体験的に理解することができます。つまり、双方の成長のために、有益な効果が生まれるのです。

表1 医療的ケア児が利用できる主な障害福祉サービス

事業名称	具体的な内容
①居宅介護	● 主に、入浴・食事介助、通院時の付き添いなどを行う ● 人工呼吸器を装着している場合などでは、訪問看護師と同時間帯にヘルパーが入り、安全で快適な入浴のサポートをすることもある ● 身体介護だけではなく、家事援助支援として、医療的ケア関連物品などの洗浄、入浴にかかわる準備・片づけ、居室清掃など(医療的ケア児本人にかかわるものに限定される)のサポートも可能である
②短期入所	● 医療的ケア児を在宅で育児・介護をしている家族が、急な病気、催し、休息(レスパイト)、家族対応などの際に短期間施設に入所し、介護サービスを受けられる ● 期間については受け入れ施設にもよるが、1週間程度となる
③補装具費支給制度	● 補装具とは、身体の欠損または損なわれた身体機能を補完・代替するもので、身体に装着(装用)し、日常生活または就学・就労時に長期間継続して使用する更生用の装具のこと ● 厚生労働大臣が定めた種目(16種目)が対象となっており、区市町村が補装具費を支給する
④日常生活用具給付等事業※	● 重度の障害者に対し、自立生活支援用具などの日常生活用具を給付または貸与する ● 区市町村が実施主体であり、国が示す6種目45品目に加えて、基準額加算、種目の対象者拡大、種目の単独種目を上乗せなど、都道府県・区市町村の単独事業がある
⑤移動支援事業※	● 屋外での移動が困難な障害者などに対し、外出のための支援を行い、地域での自立生活および社会参加を促進する ● 主に日常生活上必要な外出、社会生活または余暇活動を充実させるための外出が対象となる ● 利用に際し、年齢制限や要件が求められるため確認が必要である
⑥児童発達支援・医療型児童発達支援	● 未就学児に対し、日常生活のトレーニングや、言葉やコミュニケーション、社会性などを学ぶ手助けを行う ● 子どものもつ困りごとや目標に合わせて個別支援計画を立て、指導員や保育士、場合によってはPT・OT・STなどのリハビリテーション職が支援を行う ● 療育を行う「福祉型」と、療育に合わせて治療も行う「医療型」に分かれる
⑦放課後等デイサービス	● 学校(幼稚園および大学を除く)に就学をしている障害児が、授業終了後や土曜日、日曜日などの休日、また長期休暇(夏休み)などに通い、学校や家庭とは異なる時間、空間、人、体験などを通じた発達支援を受けられるサービス ● 各々の状況や特徴に応じて立てた個別支援計画に基づいて支援を行う。学齢期の支援では学校と連携して情報交換などを行いながら、それぞれの役割分担を明確にして支援することが求められる
⑧居宅訪問型児童発達支援	● 医療的ケアや重い障害のため外出をすることが困難な子どもに対し、訪問支援員が自宅を訪問して、日常生活における基本的な動作の指導や、生活能力向上のために必要な訓練などを、遊びを取り入れながら行い、発達を促すサービス ● 状況によっては、通所施設へ通うための移行期間として組み合わせて利用することも可能である
⑨保育所等訪問支援	● 保育所、幼稚園、学校などに通う子どもが集団生活にうまく適応できない場合、障害児の支援に関する知識および相当の経験をもつ訪問支援員が保育所や学校などに出向いて行う支援 ● 子どもの特性に応じて、集団生活への適応のために必要な訓練など、子どもへの直接的な支援や、保育所や学校などの職員に対する支援(支援方法に関する情報共有やアドバイス)を行う

※④、⑤は地域生活支援事業(地域の実情に応じた柔軟な事業形態で実施が可能となるよう、自治体の創意工夫により事業の詳細を決定)

> ⑥〜⑨では、医療的ケア児が同年代の子どもと遊ぶ機会をもつ、多様な環境に触れるなど、社会経験の機会を提供します。こうした機会は、年齢に応じた成長や発達や、それぞれの子どもの世界を広げるために必要なサービスとして、多くの医療的ケア児に利用されています。

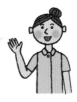

そのため、近年インクルーシブ※な教育・保育が求められるようになりました。しかし、依然として医療的ケア児が幼稚園や保育所へ通うには、ハードルが高いのが現状です。

2021（令和3）年9月に、「医療的ケア児及びその家族に対する支援に関する法律」（p.202）が施行されました。これにより、医療的ケア児の受け入れ促進が期待されます。

※インクルーシブ：子どもたち1人1人が多様であることを前提に、誰もが望めば合理的な配慮（自分に合った配慮）を受けながら、多様な子どもたちがともに学ぶことができる教育。

表2　幼稚園、保育所、認定こども園の現状

幼稚園	● 公立幼稚園では、介助が必要な子どもには介助員がつくが、看護師は配置されていない。そのため、子どもの状態によっては、親が別室で待機するか、自宅に待機して呼び出しがあったときには医療的ケアの対応に行くことにより通園が可能となっていることもある
保育所	● 私立保育所では看護師が配置されているが、医療的ケアに対応ができる体制は整っていないところがほとんど ● 現在、各自治体では、公立保育所で医療的ケア児の受け入れを推進していく動きがあるが、現状ではそれほど多くみられない
認定こども園	● 教育・保育を一体的に行う施設で、幼稚園と保育所の両方のよさを併せ持っている ● 医療的ケア児の受け入れ状況については、幼稚園・保育所と大きく変わらない

③その他の日常生活援助

前述以外にも日常生活の援助として利用できるサービスはあります（表3）。地域によって異なる場合があるため、対象、負担金、利用回数などは区市町村に確認しましょう。

表3　日常生活援助として利用できるサービス

	名称	内容
助っ人	ファミリーサポート	● 子育ての手助けをして欲しい人（利用会員）と手助けができる人（協力会員）が、地域の中で一緒に子育てを行う、会員制のサービス ● 有料で、保育所や幼稚園への送迎、子どもの預かりなどを行う。きょうだいのサポートに活用できる
	ふれあいサービス	● 「住民相互のたすけあい」のもとに行われる、有償のボランティア活動で、利用には会員登録が必要 ● 利用会員の自宅などに協力会員を派遣し、家事支援、生活支援、外出支援などのサポートを行う
くらしのサービス	訪問入浴サービス	● 巡回入浴車による自宅入浴サービス、入浴設備のある施設での施設入浴サービスを、家族などの立ち合いのもとに行う
	訪問理美容サービス	● 理美容店での散髪などが困難な場合に、理美容師が自宅に訪問して散髪を行う
	紙おむつの支給・おむつ代の助成	● 寝たきりなどのために継続しておむつが必要な場合、紙おむつを支給する
	福祉有償運送	● 車椅子のまま乗車可能な車両などによる、会員制の移動サービス ● 特定非営利活動法人（NPO法人や社会福祉法人）などが行っており、法人により運行の時間や内容、料金などは異なるが、一般のタクシーより安く、福祉タクシー券の利用も可能

医療的ケア児を地域で支える
「相談支援専門員・医療的ケア児等コーディネーター」

　相談支援専門員(p.34)は、ただサービス利用につなげるだけでなく、本人・家族それぞれの思いを大切にしながら、地域で安心した日常生活や社会生活を送れるよう、専門的な視点でサポートしていく役割を担っています。そのため、医療的ケア児が安心、安全な地域生活を送るには、欠くことのできない存在です。

　また、医療的ケア児と家族の支援を行うキーパーソンとして、医療的ケア児等コーディネーターがあげられます。都道府県で実施している研修(医療的ケア児等コーディネーター研修)を修了し、医療的ケアに関する専門的な知識と経験を体得して、関係機関との連携(多職種連携)を担います。

　相談支援専門員と医療的ケア児等コーディネーターは、医療的ケア児と家族の支援において、以下のような役割をもちます。

①多職種チームの要としての役割

　医療的ケア児と家族の支援では、多職種チームによる支援が必要です。相談支援専門員・医療的ケア児等コーディネーターは、チームの要として、本人・家族を中心に継続的、一体的に支えていく輪型の支援チームを形成します(図1)。

　支援チームでは、それぞれの専門職の視点で子ども・家族をアセスメントし、それを共有することで、支援の統一化を図ります。これにより、子ども・家族のストレングス[※1]を活かして、エンパワメント[※2]の視点に立った、子どもと家族の成長のための支援を提供できます。

※1 ストレングス：本来有する力や強さ、才能など。
※2 エンパワメント：1人1人の考え方、自分らしさなどを尊重しながら主体的・積極的に能力を発揮できるようにすること。

図1　本人・家族を中心とした輪型の支援チーム

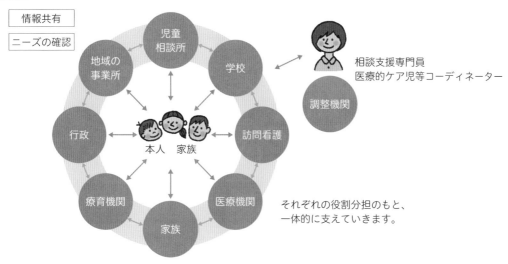

福岡寿：こうすればできる！発達障害の子がいる保育園での集団づくり・クラスづくり．エンパワメント研究所，東京，2013：88．より一部改変して転載

②医療的ケア児のライフステージを見通し、継続した支援を支える役割

　医療的ケア児などの相談支援では、ライフステージを見通して一貫した「タテとヨコ」の「継続的・総合的なつなぎの支援」が必要となります（図2）。

　各ライフステージにおいて、保健、福祉、医療、保育、教育、労働などの関係機関が連携を図りながら、一貫した切れ目のない支援を行っていくことが重要です。

　特に、大きくライフステージの変化がみられる、小学校入学（6歳）と高校卒業（18歳）のときには、より一層それが求められます。

　ライフステージが変わるごとに支援者が変わり、情報共有がうまく図れていないと、各々の支援機関は連携することが難しくなり、必要な支援が滞ることや、うまく提供できなくなることがあります。

　そこで、相談支援専門員・医療的ケア児等コーディネーターが関係者の力を結集し、コンダクター（旗振り役）としての役割を果たすことで、かかわる支援者は変わっても、支援を途切らせることなく、つないでいくことができるのです。

図2 **ライフステージを見通した一貫した「タテとヨコ」の「継続的・総合的なつなぎの支援」**

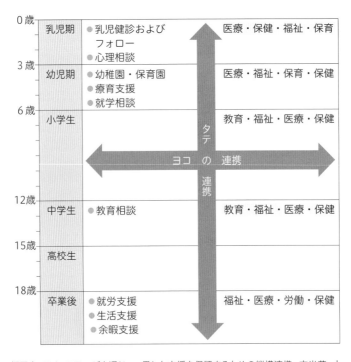

福岡寿：ライフステージを通じ，一貫した支援を保証するための縦横連携．末光茂，大塚晃監修，医療的ケア児等コーディネーター養成研修テキスト，中央法規，東京，2017：3．より一部改変して転載

③家族を支える役割

医療的ケア児の支援において、本人支援と家族支援は、表裏一体の関係にあり、家族の存在は欠くことができません。特に、主介護者となる母は、十分な睡眠もとれず、日々の育児・介護に追われ、心身ともに疲弊している状況になるため、本人同様に気にかけ、しっかりと状況を把握し、必要な支援を提供していくことが求められます。

さらに、きょうだいへの支援も重要です。本当は親に甘えたくても、大変な状況を見ているため、がまんしている子も多くいます。

そこで、相談支援専門員・医療的ケア児等コーディネーターは、親に対する支援を行いながら、きょうだいにかかわる時間もつくれるようにします。家族全体に目を向け、各々が無理やがまんを続ける生活から脱し、充実した時間を送れるように支援することが大切です。

医療的ケア児の地域での生活を支えていくポイント

どんなに障害が重くても、医療依存度が高くても、その子を支える家族や支援者たちの思いや支援によって、その子なりの成長・発達をすることができます。

そのためには、子どもと家族を支える支援者を確保していくこと、そして、それぞれの支援機関（支援者）が、同じ目標の中で、それぞれの役割を果たしながら連携することがポイントとなります。

支援者は、子どもと家族の生活全般に関心を寄せ、彼らが成長していけるように、よりよい方法を一緒に考えます。その長い道のりでは、相談支援専門員・医療的ケア児等コーディネーターが伴走者として力を発揮します。

もし、医療的ケア児と家族が相談支援専門員・医療的ケア児等コーディネーターとつながっていない場合は、ぜひ、つながりをつくるようにすすめましょう。コミュニケーションをしっかり図って関係を築くことで、何でも相談できる、強力なサポーターとなるはずです。

（等々力寿純）

⑧ 緊急時の対応

医療的ケア児が在宅で生活していく中で、最も心配になるのは、緊急時の対応です。
医療的ケア児が自ら体調不良を訴えることは難しく、体調悪化や事故を未然に防ぐ
には、周囲の注意が必要となります。
安全に安心して在宅で暮らすためには、「危険の予測をし、予防する」ことが大切で
す。

日ごろから備えておくこと

医療従事者が24時間そばにいないなか、医療的ケア児や家族が自宅で医療的ケアを行いながら生活することは、常に危険と隣り合わせであることを意識しておく必要があります。

日ごろから、できる限り危険が生じないようにケアを行い、万が一事故が起きたときにどうするか対応策を考えておくことで、事故による影響を最小限にとどめることができます。

①環境整備とケア時の安全確保

医療的ケア児が生活する自宅の環境整備は、事故を防ぐためにとても重要です。ベッドや医療機器の配置などの室内整備や、浴室・玄関などの動線の安全確保ができるよう、家族と一緒に適宜整備を行います。

バッグバルブマスクなど、緊急時に使用する物品はすぐに使えるよう、子どもの近くに配置しておきます。

また、入浴や移動の際には特に危険が生じやすいため、十分な安全確保が必要です。特

に気管切開下で人工呼吸器を使用している子どもの場合、介護職員を導入して人手を増やすことや、人工呼吸器をいったん外し、バッグバルブマスクに切り替えて移動することにより気管カニューレの抜去を防止するなど、なるべく危険を減らす方法を考慮する必要があります。

また、今行っている方法に問題はないか、子どもの成長とともに再確認していくことも、事故を未然に防ぐために重要です。

②医療機器、日常生活用具の点検

医療的ケア児が使用する医療機器は、生命に直結するため、定期的に点検し、不具合があればただちに修理を依頼して代替品を準備する必要があります。また、人工呼吸器の外部バッテリーや吸引器は、災害時の備えとして、複数準備しておくほうが安心です。

移動時に使用するリフトや車椅子、ベッド、シャワーチェアなど、日常生活用具の点検も大切です。気になる点があるときは後回しにせず、早期に対応することで、事故を回避することができます。

③緊急時の連絡確認

　支援者の連絡先が書かれた一覧表を作成し、目に入りやすい場所に貼るなど、家族や支援者にわかるようにしておきます。

　また、救急車を要請する際に必要な情報（自宅の住所・電話番号・子どもの医療情報・救急搬送時に必要な物品など）が書かれた「連絡シート」を作成しておき、緊急時にあわてず、迅速に対応できるようにしておきます。

　そして、主治医が総合病院の医師の場合は、時間外の連絡方法を事前に確認しておきます。

> 医療的ケア児が安心して自宅で過ごすためには、支援者全員の協力が必要です。必要な情報を共有しておくことで、支援者の誰もが緊急時の対応ができ、安全にケアが行えることにつながります。

緊急時の具体的な対応方法を指導しておく

　医療的ケア児の支援体制についてはさまざまで、訪問看護師や訪問診療医の介入がないケースもあります。また、医療従事者の支援体制の有無にかかわらず、家族が即座に対応しなければ命の危険に至る状況もあります。

　そのため、日ごろから起こりうる体調悪化（発作・緊張・発熱・呼吸状態の悪化など）やチューブ類の抜去など（表1）に対して、対処方法をあらかじめ主治医に確認しておき、家族がすみやかに対応できるようにしておきます。

　呼吸・心停止など、切迫した状態となった場合の蘇生方法（胸骨圧迫、バッグバルブマスクによる用手換気など）を確認し、指導します。

　また、医療処置の範囲（例えば、気管切開や人工呼吸器を装着するかどうか）についても、家族と事前に話し合っておく必要があります。

表1 チューブ類が抜去したときの対応方法

気管カニューレ （p.87）	● ただちに抜けた気管カニューレを挿入する ● 喉頭気管分離の場合、あわてずに新しい気管カニューレを準備して挿入する ポイント 入りにくいときを想定して、1サイズ小さい気管カニューレを用意しておく。カニューレバンドがひもの場合は、新しい気管カニューレのそばにハサミも用意しておく
胃瘻・腸瘻ボタン （p.62、64）	● ただちに受診する ● 瘻孔が閉塞しないよう、使用するチューブなどを主治医に確認して準備しておく
EDチューブ （p.59）	● ただちに受診する ポイント 何cm抜けたときに受診するのか、あらかじめ主治医に確認しておく
膀胱留置カテーテル	● 予備のカテーテルに交換する ● 交換しても尿の流出がないとき、出血が認められるときは主治医に連絡する

訪問看護師の緊急対応

訪問看護ステーションは、8割以上が24時間対応するための届け出をしており、いつでも利用者や家族からの電話などによる相談を受け、必要に応じて緊急時の支援ができる体制をとっています（24時間対応体制加算※）。

こうした訪問看護ステーションでは、利用者や家族から電話を受けた際、看護師が状態を聞き、対応を判断します（図1、図2）。訪問看護師は家族が判断に迷うときのアドバイザーの役割も果たしているといえます。

※24時間対応体制加算：利用者の同意を得て、利用者またはその家族等に対して、24時間連絡できる体制にあり、必要に応じて緊急時訪問看護を行う場合に取得できる加算。

図1 緊急時の家族の対応

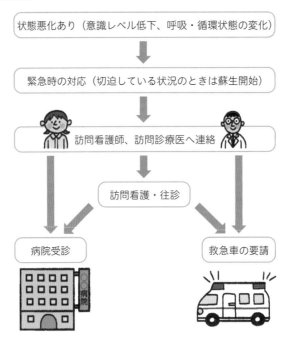

図2 緊急時の訪問看護師の判断と対応

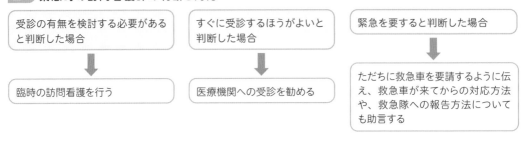

（吉澤奈津実）

⑨ 日ごろからの 災害対策

わが国では、これまで阪神・淡路大震災（1995〔平成7〕年）、東日本大震災（2011〔平成23〕年）、熊本地震（2016〔平成28〕年）などの大きな地震を経験してきました。また、近年では、台風や豪雨による風水害・土砂災害が毎年のように発生しています。いつ発生するかわからない災害への備えは、医療的ケア児の生命を守るためにも大切です。

医療的ケア児の自助力を高める支援

一般的に災害の助けとなるのは、自助7割、共助2割、公助1割といわれ、自助が重要となります。

災害発生時には、訪問看護師や支援者がすぐに駆けつけることはできません。そのため、医療的ケア児とその家族の「自助力を高める支援」（＝日ごろの備え）が必要です（表1）。

表1 災害への備えを支援するポイント

- 完璧な備えはないため、現状確認から始めて、災害対策のステップアップをしていく
- 医療機器などは、なるべく充電機能のあるものを準備する
- サービス調整会議などを利用し、家族と支援者で、災害対策や発災時の安否確認方法を共有しておく
- 台風が接近する前などには、医療機器の充電や、避難のタイミングの確認の声かけをする
- 区市町村の「災害時要援護者登録制度※」に登録し、共助につなげる（障害福祉担当や保健師へ相談する）

※災害時要援護者登録制度：災害時に支援が必要な人を事前に登録しておくことにより、安否確認や避難支援などの支援が受けられる制度。2021（令和3）年5月の災害対策基本法の改正では、個別避難計画の作成が市町村の努力義務とされた[1]。

医療機器などの停電対策

停電は、災害の中でも最も起こりやすいといえます。在宅で使用している医療機器について、停電時に使用できる内部バッテリーの有無や稼働時間などを確認し、代用品なども準備しておきましょう（表2）。

停電が長引く場合、外部電源の確保が必要となります。蓄電池、車から電源を取る方法、発電機を利用するなどの方法があります。

ただし、人工呼吸器などの医療機器は精密機械であるため、通常のコンセントと同様の、正弦波の電流が必要です。どのような外部電源と接続できるか、医療機器業者に確認しておきましょう。

また、自宅周辺で、外部バッテリーを充電できる場所を確認しておくと安心です。

表2 在宅で主に使われる医療機器と停電対策

医療機器	停電対策	医療機器	停電対策
在宅人工呼吸器※	● 停電時は専用外部バッテリー（要充電）→内部バッテリーの順に使う ● 使用している電源の表示を確認する ● 用手換気を行えるよう、バッグバルブマスクを準備しておく ● 外部電源を利用する場合は業者に確認する	酸素濃縮器※	● 内部バッテリーは短時間の機種が多いため、酸素ボンベを常備し、切り替えられるようにしておく
加温加湿器※	● 充電機能がないものが多く、停電すると電源が切れてしまうため、人工鼻で代用するなど、事前に確認・準備をしておく	注入ポンプ※	● 内部バッテリーが使用できる ● 自動滴下やシリンジでの注入方法も確認しておく
排痰補助装置※	● 内部バッテリーがあるものが多いため、稼働時間を確認しておく	吸引器	● 吸引が頻繁に必要な場合は、多電源機能（内部バッテリー、DC12V、電池）があるものにしておく ● 予備の吸引器、手動式吸引器を準備しておく
SpO$_2$モニター※	● 常時観察が必要な場合は、携帯用モニター（電池式）を準備しておく	低圧持続吸引器	● 停電時は吸引器で適宜吸引するか、電池式の低圧持続吸引器を準備しておく

※在宅療養指導管理料（医療保険）に基づき医療機関から貸与される医療機器。ただし機種によって異なる場合があるため、主治医または医療機器業者に確認が必要。

災害対策支援（日ごろの備え）の例

　筆者が所属する西部訪問看護事業部では、災害対策支援シート（表3、4）を使って、毎年災害対策について確認しています。

　自治体で使用している「個別避難計画」「在宅人工呼吸器使用者災害時個別支援計画」なども参考にし、地域や個別性に応じて、支援の具体策を考えていきましょう。

表3 災害対策支援シート（西部訪問看護事業部で使用しているもの）

（　　　　　　　）さんの災害対策支援シート

性別(男・女)・年齢(　　)歳	医療ニーズ
家族構成	□人工呼吸器(24時間、夜間、必要時)　　□酸素濃縮器(酸素使用頻度：常時、必要時) □酸素ボンベ　□SpO₂モニター　□吸引器(吸引頻度：　　回／日) □吸入器 □注入ポンプ　□カフアシスト　　□低圧持続吸引器 □その他(　　　　　　　　　　) **在宅人工呼吸器使用者災害時個別支援計画：** 有(　年　月)・無

1. 停電　（確認日　　年　　月　　日）

□人工呼吸器〈機種：　　　　　　〉：□外部バッテリー(　)個(　　)時間　□内部バッテリー(　)時間　□バッグバルブマスク
□酸素濃縮器：内部バッテリー(　　　)時間　□酸素ボンベ　　合計(　　　)時間使用可能
□吸引器：内部バッテリー(　　)時間　□予備の吸引器　内部バッテリー(　　)時間
□手動式吸引器
□SpO₂モニター：内部バッテリー(　　　)時間　□携帯用モニター　(□電池予備あり)
□注入ポンプ：□注入ポンプの電池予備あり
□懐中電灯：□懐中電灯の電池予備あり
□その他の電源：　□シガーライターケーブル(□人工呼吸器・□吸引器)　□蓄電池
□自家発電機(□燃料(　　　　　　　)　□延長コード)　　□その他(　　　　　　　　)

2. 備品　（確認日　　年　　月　　日）

□薬7日分　□おくすり手帳　□栄養剤(ミルク・水を含む)7日分
□衛生材料　□カニューレ：カニューレサイズ(　　　　　　)
　　　　　　□胃管などの予備：　　　　　サイズ(　　　　　　)
　　　　　　□予備の人工呼吸器回路一式　□吸引チューブ　□アルコール綿　□注入セット
　　　　　　□その他(　　　　　　　　　　　　　　)

3. 避難　（確認日　　年　　月　　日）

□基本は在宅避難　避難するとき：洪水、土砂災害、建物の倒壊、火災、長時間の停電
□ハザードマップ確認：□浸水ハザード：有・無　□土砂災害ハザード：有・無　□その他(　　　　　)
□個別避難計画：いつ〈どのようなとき〉(　　　　　　　　　　　　　　　　　　)
　どこへ〈避難する場所〉(　　　　　　　　　　　　　　)　避難所の場所(　　　　　)
□持ち物(外出時の持ち物に準じる)　□ヘルプカード　□その他(　　　　　　　　)

4. 情報の入手　（確認日　　年　　月　　日）

□各市の防災メール、緊急情報掲載サイトの登録(災害時、エリアメールは強制的に受信)
□ラジオ　□その他(　　　　　　　　　　　　　　)

5. 安否連絡　（確認日　　年　　月　　日）

□171災害用伝言ダイヤル(web171)の練習　(練習日　　月　　日)
□関係機関リストが見えるところに用意してある
□その他(　　　　　　　　　　　　)

家族の感想

課題など(今回聞き取りできなかった場合その理由)

表4 災害対策支援シートの使用の手引き（西部訪問看護事業部で使用しているもの）

実施時期など		● 年に一度は必ず行う
1. 停電	人工呼吸器	● 外部バッテリーを定期的に充電している ● 外部バッテリーへの交換、接続ができる
	バッグバルブマスク	● バッグバルブマスクが使える
	酸素	● 酸素ボンベへの切り替えができる ● 酸素ボンベ使用可能時間は業者へ確認（表5）
	吸引	● 予備の吸引器が使用できる ● 手動式の吸引器が使用できる
	注入ポンプ（経管栄養・IVH）	● 自然滴下の方法、滴下速度のめやすを確認する（「○秒に○滴」など分かりやすい方法を確認しておくとよい） 〈滴下速度のめやす〉 経管栄養のルート　→　15滴＝1mL 点滴のルート（一般）→　20滴＝1mL マイクロドロップ・小児用輸液セット→　60滴＝1mL 〈滴下速度の計算方法〉 1分当たりの滴下数＝総注入量×1mL当たりの滴下数÷時間（分） 1分当たりの滴下数＝時速○mL×1mL当たりの滴下数÷時間（分） ● 　シリンジでの注入の方法を確認する
	照明	● 夜間の停電に備え、懐中電灯（ランタン式が便利）と予備の電池を用意しておく
2. 備品		● 現在使用している気管カニューレ、胃管などのサイズを確認して記入する ● 気管カニューレは、緊急時に1サイズ小さいものが準備してあることを確認する
3. 避難		● 地震の場合、家屋の倒壊や火災、体調不良がなく備蓄があれば在宅避難が安心 ● ハザードマップを確認し、洪水・土砂災害などの危険のある地域は、避難情報に注意し早めの避難を具体的（いつ、どこに）に検討する（図1） ● 豪雨などが予測されるときは、あらかじめ避難できる場所（実家、友人宅など）に避難しておくとよい ● 指定緊急避難場所や、福祉避難所が早期に開設される場合もあるため、行政情報（防災メールなど）に注意しておく ● 普段の外来受診や外出が、避難訓練にもなっている ● 外出用のセットをリュックなどにまとめておくとよい ● ヘルプマークの配布場所を確認しておく：市役所、病院、駅（電車、モノレール）、バス営業所など
4. 情報の入手		● ラジオはスマートフォンではなく、単独のラジオを準備しておくことが望ましい ● 避難所の開設情報は各市の防災メール、緊急情報掲載サイト（ホームページなど）で確認する
5. 安否連絡	171災害用伝言ダイヤル、web171（災害用伝言板）	● 実際に使用してみる ● （毎月1日・15日、1月1〜3日、1月15〜21日、8月30日〜9月5日に練習できる） ● 実施した日を確認して記入する。訪問日に一緒に練習してもよい ● 練習したことを支援関係者と共有する
	関係機関リスト	● 緊急時に家族以外の人でも対応できるよう、見えるところに用意しておく
	その他	● きょうだいがいる場合、お迎えなどに友人や近所の人の協力が得られるかを聞いておく

表5 携帯用酸素ボンベの種類（容量別）とその吸入可能時間

流量（L／分）	S／内容積1.1L	M／内容積2.1L	L／内容積2.8L
0.5	約7時間	約13時間	約18時間
1.0	約3時間30分	約6時間45分	約9時間
1.5	約2時間15分	約4時間30分	約6時間
2.0	約1時間45分	約3時間15分	約4時間30分
2.5	約1時間15分	約2時間45分	約3時間30分
3.0	約1時間	約2時間15分	約3時間
4.0	約50分	約1時間30分	約2時間15分
5.0	約40分	約1時間15分	約1時間45分
6.0	約30分	約1時間	約1時間30分

＊上記は酸素の充填圧力が19.6MPa（200kg/cm²）の場合の理論値です。

＊通常はガスを使いきることはなく、また使用時のロス、気温の変化（低温）などから、実際
の使用時間はこれより1〜2割程度短くなりますので、ご注意ください。

国立研究開発法人国立成育医療研究センター：医療機器が必要な子どものための災害対策
マニュアル〜電源対策を中心に〜．より転載
https://www.ncchd.go.jp/news/2019/20190823.html（2022.7.1アクセス）

図1 避難情報のポイント

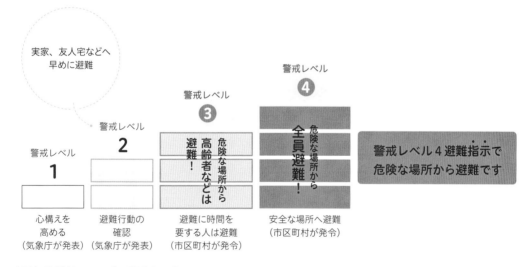

内閣府：防災情報のページ．避難情報のポイント．より引用
http://www.bousai.go.jp/oukyu/hinanjouhou/r3_hinanjouhou_guideline/pdf/point.pdf（2022.7.1アクセス）

（小川一枝）

引用・参考文献

1) 内閣府：防災情報のページ
　http://www.bousai.go.jp/taisaku/kihonhou/（2022.7.1アクセス）
2) NTT東日本：災害用伝言ダイヤル（171）
　https://www.ntt-east.co.jp/saigai/voice171/（2022.7.1アクセス）

医療的ケア児にかかわる制度・法律

医療的ケア児スコア

資料1 障害福祉サービス等利用における医療的ケアの判定スコア（医師用）

医療的ケア（診療の補助行為）		基本スコア		基本スコア
		日中	夜間	
1 人工呼吸器（鼻マスク式補助換気法、ハイフローセラピー、間歇的陽圧吸入法、排痰補助装置、高頻度胸壁振動装置を含む）の管理 注）人工呼吸器及び括弧内の装置等のうち、いずれか1つに該当する場合にカウントする		□		10点
2 気管切開の管理 注）人工呼吸器と気管切開の両方を持つ場合は、気管切開の見守りスコアを加点しない （人工呼吸器10点＋人工呼吸器見守り0～2点＋気管切開8点）		□		8点
3 鼻咽頭エアウェイの管理		□		5点
4 酸素療法		□	□	8点
5 吸引（口鼻腔・気管内吸引）		□		8点
6 ネブライザーの管理		□	□	3点
7 経管栄養	❶ 経鼻胃管、胃瘻、経鼻腸管、経胃瘻腸管、腸瘻、食道瘻	□		8点
	❷ 持続経管注入ポンプ使用	□		3点
8 中心静脈カテーテルの管理 （中心静脈栄養、肺高血圧症治療薬、麻薬など）		□		8点
9 皮下注射 注）いずれか1つを選択	❶ 皮下注射（インスリン、麻薬など）	□	□	5点
	❷ 持続皮下注射ポンプ使用	□	□	3点
10 血糖測定（持続血糖測定器による血糖測定を含む） 注）インスリン持続皮下注射ポンプと持続血糖測定器とが連動している場合は、血糖測定の項目を加点しない		□	□	3点
11 継続的な透析（血液透析、腹膜透析を含む）		□		8点
12 導尿 注）いずれか1つを選択	❶ 利用時間中の間欠的導尿	□	□	5点
	❷ 持続的導尿（尿道留置カテーテル、膀胱瘻、腎瘻、尿路ストーマ）	□	□	3点
13 排便管理 注）いずれか1つを選択	❶ 消化管ストーマ	□	□	5点
	❷ 摘便、洗腸	□	□	5点
	❸ 浣腸	□	□	3点
14 けいれん時の座剤挿入、吸引、酸素投与、迷走神経刺激装置の作動等の処置 注）医師から発作時の対応として上記処置の指示があり、過去おおむね1年以内に発作の既往がある場合		□		3点

（a）基本スコア合計

＜日中＞	＜夜間＞

見守りスコア			見守りスコアの基準（目安）		
高	中	低	見守り高の場合	見守り中の場合	見守り低の場合（0 点）
☐	☐	☐	自発呼吸がない等のために人工呼吸器抜去等の人工呼吸器トラブルに対して直ちに対応する必要がある場合（2 点）	直ちにではないがおおむね 15 分以内に対応する必要がある場合（1 点）	それ以外の場合
	☐	☐	自発呼吸がほとんどない等のために気管切開カニューレ抜去に対して直ちに対応する必要がある場合（2 点）		それ以外の場合
	☐	☐	上気道狭窄が著明なためにエアウェイ抜去に対して直ちに対応する必要がある場合（1 点）		それ以外の場合
	☐	☐	酸素投与中止にて短時間のうちに健康及び患者の生命に対して悪影響がもたらされる場合（1 点）		それ以外の場合
	☐	☐	自発運動等により吸引の実施が困難な場合（1 点）		それ以外の場合
	☐	☐	自発運動等により栄養管を抜去する / 損傷させる可能性がある場合（2 点）		それ以外の場合
	☐	☐	自発運動等により注入ポンプを倒す可能性がある場合（1 点）		それ以外の場合
	☐	☐	自発運動等により中心静脈カテーテルを抜去する可能性がある場合（2 点）		それ以外の場合
	☐	☐	自発運動等により皮下注射を安全に実施できない場合（1 点）		それ以外の場合
	☐	☐	自発運動等により持続皮下注射ポンプを抜去する可能性がある場合（1 点）		それ以外の場合
	☐	☐	血糖測定とその後の対応が頻回に必要になる可能性がある場合（1 点）		それ以外の場合
	☐	☐	自発運動等により透析カテーテルを抜去する可能性がある場合（2 点）		それ以外の場合
	☐	☐	自発運動等により持続的導尿カテーテルを抜去する可能性がある場合（1 点）		それ以外の場合
	☐	☐	自発運動等により消化管ストーマを抜去する可能性がある場合（1 点）		それ以外の場合
	☐	☐	けいれんが 10 分以上重積する可能性や短時間のうちに何度も繰り返す可能性が高い場合（2 点）		それ以外の場合

（b）見守りスコア合計	（a）＋（b）判定スコア	（a）＋（b）判定スコア
	＜日中＞	＜夜間＞

厚生労働省社会・援護局障害保健福祉部障害福祉課：令和 3 年度報酬改定における医療的ケア児に係る報酬（児童発達支援及び放課後等 デイサービス）の取扱い等について，別紙 1 より引用

（冨田　直）

医療的ケア児が利用できる福祉サービス

資料2 障害者・障害児に対する福祉サービスの体系

障害者総合支援法

障害者福祉サービス

介護給付		訓練等給付	
● 居宅介護	● 重度訪問介護	● 自立訓練	● 就労定着支援
● 同行援護	● 行動援護	（機能訓練・生活訓練）	● 自立生活援助
● 療養介護	● 生活介護	● 就労移行支援	● 共同生活援助
● 短期入所	● 重度障害者等	● 就労継続支援	
● 施設入所支援	包括支援	（A型・B型）	

地域生活支援事業

● 相談支援
● コミュニケーション支援
● 日常生活用具
● 移動支援
● 地域活動支援センター
　　　　　　　　　　　　など

相談支援

地域相談支援	計画相談支援
● 地域移行支援、地域定着支援	● サービス利用支援、継続サービス利用支援

補装具

資料3 障害福祉サービス等の体系（介護給付・訓練等給付）

				サービス内容
訪問系	介護給付	居宅介護	者 児	入浴や食事の手伝い、部屋の掃除や洗濯など、家での生活を手伝う（身体介護、家事援助、通院等介助）サービス
		重度訪問介護	者	重度の障害で常に介護を必要とする人に、家での身体介護、家事援助だけでなく、外出時の付き添いを手伝うサービス
		同行援護	者 児	視覚障害の人が外出するときに付き添うサービス
		行動援護	者 児	行動面で特別な見守りが必要な人に、家の中や外出するときに付き添うサービス
		重度障害者等包括支援	者 児	重度の障害の人に、ヘルパーや生活介護、短期入所などのサービスを組み合わせて使うサービス
日中活動系		短期入所	者 児	障害のある人の家族が急病のときや休息が必要なときなどに、一時的に施設へ入所するサービス
		療養介護	者	医療と介護が常時必要な人に、病院で機能訓練、療養上の管理、看護や食事、入浴などの日常生活の手伝いをするサービス
		生活介護	者	重度障害のある人の日中活動を手伝うサービス
施設系		施設入所支援	者	施設の中で、夜間や休日の暮らしに必要な食事や入浴などの手伝いをするサービス
支援系	居住	自立生活援助	者	地域で独立して暮らしている人の困りごとを聞いて、自分で解決できるように手伝うサービス
		共同生活援助	者	グループホームという、一軒家やアパートなどで、共同生活を行いながら、利用者1人ひとりが各々にあった支援を受け、自立した暮らしを目指せるサービス
訓練系・就労系	訓練等給付	自立訓練（機能訓練）	者	地域で自立した生活を送ることができるよう、必要なリハビリをするサービス
		自立訓練（生活訓練）	者	地域で自立した生活を送ることができるよう、身のまわりのことを自分でできるようにする訓練をするサービス
		就労移行支援	者	会社などで働くための力をつける手伝いをするサービス
		就労継続支援（A型）	者	会社などで働くことが難しい人に、手伝いを受けながら働く場を提供するサービス。会社に近い給料をもらえる
		就労継続支援（B型）	者	会社などで働くことが難しい人に、手伝いを受けながら働く場を提供するサービス。工賃をもらえる
		就労定着支援	者	会社などに働き始めた人が、生活面の乱れや給料の管理で困らないように手伝うサービス

者 は「障害者」、 児 は「障害児」が利用できるサービス

児童福祉法

障害児通所支援
- 児童発達支援
- 医療型児童発達支援
- 放課後等デイサービス
- 居宅訪問型児童発達支援
- 保育所等訪問支援

障害児相談支援
- 障害児支援利用援助
- 継続障害児支援利用援助

障害児入所支援
- 福祉型障害児入所施設
- 医療型障害児入所施設

障害者
障害児

資料4　障害福祉サービス等の体系（障害児支援、相談支援に係る給付）

				サービス内容
障害児通所系	障害児支援に係る給付	児童発達支援	児	通所により身辺自立、社会性向上などの療育支援サービスを提供。施設基準により「児童発達支援センター」と「児童発達支援事業」がある（原則として未就学。高校に在籍していない子どもも利用可）
		医療型児童発達支援	児	通所により身辺自立、社会性向上などの療育支援サービスおよび治療を提供（原則として未就学。高校に在籍していない子どもも利用可）
		放課後等デイサービス	児	通所により放課後や長期休暇中の余暇活動や療育支援サービスを提供。保護者の就労支援という側面もある（小・中・高に在籍する障害児）
障害児訪問系		居宅訪問型児童発達支援	児	重度の障害などにより外出が著しく困難な障害児の自宅を支援者が訪問し、個別療育を提供する（未就学から17歳まで）
		保育所等訪問支援	児	保育園や幼稚園、学童保育、養護施設などに在籍する児童へ、保育士や看護師などの専門スタッフが訪問して療育支援を提供する（未就学から小学生くらいまで）
入所系		福祉型障害児入所施設	児	障害のある子どもに対し、日常生活における基本的動作の指導や、集団生活への適応訓練を提供する
		医療型障害児入所施設	児	障害のある子どもに対し、日常生活における基本的動作の指導や、集団生活への適応訓練、さらに治療を並行して提供する
相談支援系	相談支援に係る給付	計画相談支援	者 児	暮らしの困りごとを相談したり、福祉サービスを使うためのアドバイスを受けることができる。さらに、計画書をつくってサービスの利用ができるようにサポートしたり、困っていることがないかなど、定期的に様子を確認するサービス
		障害児相談支援	児	障害児通所が利用できるように、障害児の心身状況や環境、本人および保護者の意向などをふまえて、計画書をつくるサポートを行う。さらに、サービス利用開始後は、困っていることがないか定期的に様子を確認するサービス
		地域移行支援	者	施設や病院にいる人が、地域で生活を始めるための活動に関する相談、住まいや、いろいろなサービスを使うための相談を受けるサービス
		地域定着支援	者	1人で暮らしている人が、いつでも相談できて、何かあったときにもすぐに対応する見守りのサービス

者 は「障害者」、 児 は「障害児」が利用できるサービス

※ 障害児支援は個別に利用の要否を判断（支援区分を認定する仕組みとなっていない）、相談支援は支援区分によらず利用の要否を判断（支援区分を利用要件としていない）

（等々力寿純）

資料2〜4参考文献
1）厚生労働省：障害福祉サービスについて 障害福祉サービスの概要.
　https://www.mhlw.go.jp/stf/seisakunitsuite/bunya/hukushi_kaigo/shougaishahukushi/service/naiyou.html（2022.7.1アクセス）
2）又村あおい：あたらしいほうりつの本2018年改訂版. 全国手をつなぐ育成回連合会, 滋賀, 2018：18, 19, 44.

医療的ケア児支援法

資料5 医療的ケア児及びその家族に対する支援に関する法律

（令和三年法律第八十一号）

> **目次**
> 第一章　総則（第一条—第八条）
> 第二章　医療的ケア児及びその家族に対する支援に係る施策（第九条—第十三条）
> 第三章　医療的ケア児支援センター等（第十四条—第十八条）
> 第四章　補則（第十九条—第二十一条）
> 附則

＊本項では第一章、第三章より一部抜粋して掲載します。

第一章　総則

（目的）
第一条　この法律は、医療技術の進歩に伴い医療的ケア児が増加するとともにその実態が多様化し、医療的ケア児及びその家族が個々の医療的ケア児の心身の状況等に応じた適切な支援を受けられるようにすることが重要な課題となっていることに鑑み、医療的ケア児及びその家族に対する支援に関し、基本理念を定め、国、地方公共団体等の責務を明らかにするとともに、保育及び教育の拡充に係る施策その他必要な施策並びに医療的ケア児支援センターの指定等について定めることにより、医療的ケア児の健やかな成長を図るとともに、その家族の離職の防止に資し、もって安心して子どもを生み、育てることができる社会の実現に寄与することを目的とする。

（定義）
第二条　この法律において「医療的ケア」とは、人工呼吸器による呼吸管理、喀痰吸引その他の医療行為をいう。
2　この法律において「医療的ケア児」とは、日常生活及び社会生活を営むために恒常的に医療的ケアを受けることが不可欠である児童（十八歳未満の者及び十八歳以上の者であって高等学校等（学校教育法（昭和二十二年法律第二十六号）に規定する高等学校、中等教育学校の後期課程及び特別支援学校の高等部をいう。次条第三項及び第十四条第一項第一号において同じ。）に在籍するものをいう。次条第二項において同じ。）をいう。

（基本理念）
第三条　医療的ケア児及びその家族に対する支援は、医療的ケア児の日常生活及び社会生活を社会全体で支えることを旨として行われなければならない。
2　医療的ケア児及びその家族に対する支援は、医療的ケア児が医療的ケア児でない児童と共に教育を受けられるよう最大限に配慮しつつ適切に教育に係る支援が行われる等、個々の医療的ケア児の年齢、必要とする医療的ケアの種類及び生活の実態に応じて、かつ、医療、保健、福祉、教育、労働等に関する業務を行う関係機関及び民間団体相互の緊密な連携の下に、切れ目なく行われなければならない。
3　医療的ケア児及びその家族に対する支援は、医療的ケア児が十八歳に達し、又は高等学校等を卒業した後も適切な保健医療サービス及び福祉サービスを受けながら日常生活及び社会生活を営むことができるようにすることにも配慮して行われなければならない。
4　医療的ケア児及びその家族に対する支援に係る施策を講ずるに当たっては、医療的ケア児及びその保護者（親権を行う者、未成年後見人その他の者で、医療的ケア児を現に監護するものをいう。第十条第二項において同じ。）の意思を最大限に尊重しなければならない。
5　医療的ケア児及びその家族に対する支援に係る施策を講ずるに当たっては、医療的ケア児及びその家族がその居住する地域にかかわらず等しく適切な支援を受けられるようにすることを旨としなければならない。

（地方公共団体の責務）
第五条　地方公共団体は、基本理念にのっとり、国との連携を図りつつ、自主的かつ主体的に、医療的ケア児及びその家族に対する支援に係る施策を実施する責務を有する。

（保育所の設置者等の責務）
第六条　保育所（児童福祉法（昭和二十二年法律第百六十四号）第三十九条第一項に規定する保育所をいう。以下同じ。）の設置者、認定こども園（就学前の子どもに関する教育、保育等の総合的な提供の推進に関する法律（平成十八年法律第七十七号）第二条第六項に規定する認定こども園をいい、保育所又は学校教育法第一条に規定する幼稚園であるものを除く。以下同じ。）の設置者及び家庭的保育事業等（児童福祉法第六条の三第九項に規定する家庭的保育事業、同条第十項に規定する小規模保育事業及び同条第十二項に規定する事業所内保育事業をいう。以下この項及び第九条第二項において同じ。）を営む者は、基本理念にのっとり、その設置する保育所若しくは認定こども園に在籍し、又は当該家庭的保育事業等を利用している医療的ケア児に対し、適切な支援を行う責務を有する。

（学校の設置者の責務）
第七条　学校（学校教育法第一条に規定する幼稚園、小学校、中学校、義務教育学校、高等学校、中等教育学校及び特別支援学校をいう。以下同じ。）の設置者は、基本理念にのっとり、その設置する学校に在籍する医療的ケア児に対し、適切な支援を行う責務を有する。

第三章　医療的ケア児支援センター等

（医療的ケア児支援センター等）

第十四条　都道府県知事は、次に掲げる業務を、社会福祉法人その他の法人であって当該業務を適正かつ確実に行うことができると認めて指定した者（以下「医療的ケア児支援センター」という。）に行わせ、又は自ら行うことができる。

一　医療的ケア児（十八歳に達し、又は高等学校等を卒業したことにより医療的ケア児でなくなった後も医療的ケアを受ける者のうち引き続き雇用又は障害福祉サービスの利用に係る相談支援を必要とする者を含む。以下この条及び附則第二条第二項において同じ。）及びその家族その他の関係者に対し、専門的に、その相談に応じ、又は情報の提供若しくは助言その他の支援を行うこと。

二　医療、保健、福祉、教育、労働等に関する業務を行う関係機関及び民間団体並びにこれに従事する者に対し医療的ケアについての情報の提供及び研修を行うこと。

三　医療的ケア児及びその家族に対する支援に関して、医療、保健、福祉、教育、労働等に関する業務を行う関係機関及び民間団体との連絡調整を行うこと。

四　前三号に掲げる業務に附帯する業務

2　前項の規定による指定は、当該指定を受けようとする者の申請により行う。

3　都道府県知事は、第一項に規定する業務を医療的ケア児支援センターに行わせ、又は自ら行うに当たっては、地域の実情を踏まえつつ、医療的ケア児及びその家族その他の関係者がその身近な場所において必要な支援を受けられるよう適切な配慮をするものとする。

（冨田　直）

COLUMN

医療的ケア児と学校

　私が東京都の特別支援学校の医療的ケア指導医を務めて4年目になります。このわずかの間、医療的ケア児の環境はまさに激変しました。

　以前は、すべての医療的ケア児は親の送迎で登校していましたが、現在は看護師が同乗する医療的ケア児の専用バスによる送迎制度ができました。最初は、看護師不足から運用も試行錯誤でしたが、現在では多くの子どもが利用できるようになり、とても喜ばれています。また、今まで1日中付き添いが必要だった在宅人工呼吸器児の付き添いなしの通学が始まりました。さらに、胃瘻ペースト食注入も開始されました。

　これは、2016年にはじめて医療的ケア児が法律で承認されたことが、きわめて大きいと思います（p.17）。私はこの念願の法律が施行される瞬間に立ち会うことができ、感涙したことを思い出します。

　そして、同年に施行された障害者差別解消法は、障害がある子どもに対してすべての学校が「合理的な配慮」を行うことを義務づけ、障害のある者とない者とが可能な限り共に学ぶ「インクルーシブ教育」をめざした法律です。

　それまで医療的ケア児の教育の場は、医療的ケアの対応が可能かという施設の事情と、付き添いが可能かという家庭側の事情という、教育的な観点とはまったく違う理由で決められてきました。その結果、子どもたちの将来の選択肢が狭められていました。本来、

子どもの教育の場は、本人の能力や適性、将来的な可能性などの「真の教育的な観点」から選択されるべきです。しかし、医療的ケア児についてはこの法律が施行されても、主旨を理解する教育者はまだ多くはなく、通常学級に医療的ケア児が入学を申し込んでも、積極的な配慮はなかなか得られないのが実情でした。

　この現状を大きく変えるのが、2021年に施行された医療的ケア児支援法です。この法律では、普通小学校に医療的ケア児が入学を希望する場合でも、親の付き添いなしで適切な支援を受けられるように、看護師配置などを学校の責務としています。

　現在は、医療と教育の連携はまだ十分とはいえません。小児科医は、医療的ケア児に対する学校の取り組み、学校看護師の仕事内容や想いを知りません。そして、特別支援学校の教師から見ても、医療の現場は遠く離れて見えます。そして、普通学校は法律ができたことで、今後医療的ケア児が入学することを「身構えている」状態です。

　よい教育環境なしに、医療的ケア児の幸せな生活はあり得ません。ぜひ、医療者、教育者、そして福祉職と行政が、子どもたちのために連携しましょう。お互いの専門性をリスペクトし、理解に努めましょう。よい多職種連携を行うことが、子どもたちのすばらしい未来につながることを確信しています。

（冨田　直）

索引

みんなでできる
医療的ケア児サポートBOOK

2022年8月31日　第1版第1刷発行	編 著　冨田　直、鎌田　美恵子
2024年7月10日　第1版第4刷発行	森越　初美、小川　一枝

発行者　有賀　洋文
発行所　株式会社　照林社
　　　　〒112-0002
　　　　東京都文京区小石川2丁目3-23
　　　　電話　03-3815-4921（編集）
　　　　　　　03-5689-7377（営業）
　　　　https://www.shorinsha.co.jp/
印刷所　共同印刷株式会社

検印省略（定価はカバーに表示してあります）
ISBN978-4-7965-2565-7